Amandha Vollmer

Die DMSO-Hausapotheke

AF637591

Amandha Vollmer

Die DMSO-Hausapotheke

Wirkungsvolle Rezepturen bei Entzündungen, Schmerzen, akuten Beschwerden und chronischen Erkrankungen

Übersetzt aus dem amerikanischen Englisch
von Isolde Seidel

VAK Verlags GmbH
Kirchzarten bei Freiburg

Titel der amerikanischen Originalausgabe: Healing with DMSO
Copyright © 2020 Amandha Vollmer
Published in the Unites States by Ulysses Press, www.ulyssespress.com
ISBN der Originalausgabe: 978-1-64604-002-5

Alle Rechte vorbehalten. Kein Teil dieses Buches darf ohne vorherige schriftliche Genehmigung des Verlags vervielfältigt oder in irgendeiner Form, einschließlich Fotokopieren, Aufzeichnen oder anderer elektronischer oder mechanischer Methoden weitergegeben werden, außer im Falle kurzer Zitate im Rahmen von Rezensionen und bestimmter anderer nicht kommerzieller Nutzungen, die durch das Urheberrecht gestattet sind.

Aus Gründen der besseren Lesbarkeit wurde im Text die männliche Form gewählt, alle Angaben beziehen sich selbstverständlich auf Angehörige aller Geschlechter. Ebenfalls verzichtet wurde auf die Nennung des eingetragenen Markenzeichens ® bzw. ™.

Bibliografische Information der Deutschen Nationalbibliothek
Die Deutsche Nationalbibliothek verzeichnet diese Publikation in der Deutschen Nationalbibliografie; detaillierte bibliografische Daten sind im Internet über http://dnb.d-nb.de abrufbar.

VAK Verlags GmbH
Eschbachstraße 5
79199 Kirchzarten
Deutschland
E-Mail: info@vakverlag.de
www.vakverlag.de

4. Auflage 2025
© VAK Verlags GmbH, Kirchzarten bei Freiburg 2020
Übersetzung: Isolde Seidel
Lektorat: Sibylle Duelli
Layout: Richard Kiefer
Umschlag: Kathrin Steigerwald, Hamburg
Satz & Druck: Friedrich Pustet GmbH & Co. KG, Regensburg
Printed in Germany
ISBN 978-3-86731-242-4 (Paperback)
ISBN 978-3-95484-420-3 (ePub)
ISBN 978-3-95484-422-7 (PDF)

Inhalt

Vorbemerkung des Verlags

Dieses Buch dient der Information über Möglichkeiten der Gesundheitsvorsorge. Wer diese Informationen anwendet, tut dies in eigener Verantwortung. Verlag und Autorin beabsichtigen nicht, Diagnosen zu stellen oder Therapieempfehlungen zu geben. Die vorgestellten Vorgehensweisen sind nicht als Ersatz für eine professionelle Behandlung bei ernsthaften Beschwerden zu verstehen.

Einleitung

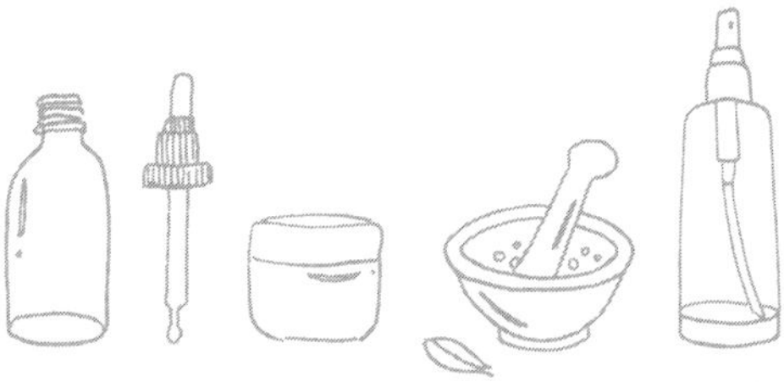

DMSO – ein verstecktes Juwel

Wer hätte gedacht, dass ein einfacher Baumextrakt eines der wirkungsvollsten Heilmittel aller Zeiten sein könnte? Das klingt vielleicht wie eine kühne Behauptung, doch wenn Sie erst über das Wissensgebiet DMSO (Dimethylsulfoxid) lesen und über die Erfahrungen, die Menschen mit seiner Anwendung gemacht haben, werden Sie zustimmen, da bin ich mir sicher.

Auf DMSO wurde ich das erste Mal während meiner naturheilkundlichen Ausbildung aufmerksam, als wir seinen Nutzen in der Sportmedizin besprachen. Ein Sportler verletzt sich, geht an die Seitenlinie, wo ein Arzt sofort DMSO einsetzt und die Lage beurteilt; und häufig kann der Sportler danach weiterspielen. Ich fand das interessant, aber ich fand so viele Heilmittel interessant. Ich dachte mir: „Na ja, ich gehe nicht in die Sportmedizin, darum werde ich es wahrscheinlich nie verwenden müssen", und vergaß es praktisch wieder.

Zehn Jahre später, nachdem ich viele natürliche Hautpflegeprodukte entwickelt und mit Hunderten natürlichen Heilmitteln experimentiert hatte, streifte ich durch ein Reformhaus und entdeckte eine Flasche DMSO im Regal. Ich dachte, „He, mit diesem Zeug habe ich noch nicht herumgespielt, vielleicht nehme ich mal eine Flasche mit", und das tat ich dann auch. Die stand dann viele Monate in meinem Geschäft für ganzheitliche Medizinprodukte im Regal und wartete darauf, dass ein Kunde danach fragte oder dass ich mich entschloss, den Inhalt in einer meiner Cremes oder in einem anderen einzigartigen von mir entwickelten Produkt zu verwenden.

Bis ein Kunde kam mit einem sehr seltsamen Ausschlag am Unterarm, der nach der Gartenarbeit aufgetreten war. Der Mann sagte, es jucke so stark, dass er sich die Haut aufkratze. Nachts sei es schlimmer, da habe er das Gefühl, als krabbele etwas. Er hatte viele Cremes und Behandlungen ausprobiert, doch ohne Erfolg. Ich erkannte rasch, dass es sich um eine Milbeninfektion der Haut handeln musste, und riet ihm, seine Haut mit Kieselerde und einer 50-prozentigen Apfelessig-Lösung zu behandeln.

Aus irgendeinem seltsamen Grund berührte mich der Mann immer wieder, während er sprach. Nachdem er gegangen war, war ich so in Sorge, die Milben könnten sich ausbreiten, dass ich mich sofort wusch, doch es war zu spät. Als ich wenige Tage später den gleichen Hautausschlag und das gleiche Jucken hatte, wendete ich Kieselerde und Apfelessig auch an mir an. Es schien zwar zu helfen, trotzdem juckte es weiter und ich fühlte mich unbehaglich. Ich überlegte, ob DMSO (das immer noch in meinem Regal stand) meine Genesung beschleunigen könnte. Ich griff nach der Flasche mit einer 90-prozentigen DMSO-Lösung und trug die klare Flüssigkeit auf meinen rechten Unterarm auf. Der Arm wurde sehr warm und brannte stark – mich begeisterte das Gefühl, gerade etwas Wirksames aufgetragen zu haben! Meine Haut wurde rot und prickelte. Ich trug die Flüssigkeit einige Tage lang mehrmals auf und meine Haut wurde dick, fast lederartig. (Später lernte ich, das Anschwellen zu verhindern; das beschreibe ich weiter hinten in diesem Buch.)

Ich musste wissen, was da los war. Fast wie besessen stürzte ich mich in eine Recherche zu DMSO. Ich las alle seit den 1960er-Jahren veröffentlichten Studien und all die frühen Informationen, und was ich da las, faszinierte mich grenzenlos. Da galt es zwar, viele Informationen aufzunehmen, doch meine Fähigkeit, wissenschaftliche Berichte leicht zu durchdringen, in Verbindung mit meinem chemischen Wissen halfen mir, DMSO in kurzer Zeit auf einer tiefen Ebene zu verstehen. DMSO kann Schlaganfälle und Herzinfarkte aufhalten? Es wirkt bei Schmerzen und macht nicht süchtig? Es schützt die DNA vor Strahlenschäden ohne irgendwelche Nebenwirkungen? Es fördert die Aufnahme und Verwertung von Nährstoffen, kann aber auch die Leber vor Arzneimittelschäden schützen? Wie bitte? Ich musste allen mitteilen, was ich da erfahren hatte. Zu diesem Zeitpunkt hatte ich etwa ein Jahr lang Videos über natürliche Gesundheit produziert. So entstand mein Video „All about DMSO, a Miracle Healer!" (auf Deutsch etwa: Alles über DMSO, ein Wunderheilmittel!), das außerordentlich beliebt ist. Meine Begeisterung und meine Präsentation wirkten ansteckend. Seitdem habe ich weitere Videos zu DMSO aufgenommen.

Und ich habe das Gefühl, ich bin auf dem Weg, eine führende Expertin auf diesem Gebiet zu werden: mit meiner medizinischen Ausbildung, meiner Fähigkeit, tiefgehend zu recherchieren, meinem chemischen Wissen, meinem Bewusstsein für den Nutzen ganzheitlicher Medizin und meiner persönlichen Erfahrung – ich habe mehr als ein Dutzend DMSO-Produktmischungen entwickelt und stelle sie her, ich helfe anderen, DMSO erfolgreich anzuwenden, und bekomme ihre positiven Rückmeldungen, außerdem habe ich für dieses Buch recherchiert. Und ich glaube, dieses Thema hat sich mich ausgesucht. Das Leben hat wunderbare Wege, jemandem Blumen zu überreichen, und DMSO ist ein solches unerwartetes Geschenk für mich.

DMSO ist eine Substanz, die jede und jeder zu Hause haben sollte. Alle Eltern sollten sie im Erste-Hilfe-Schrank und jede Arztpraxis und jedes Krankenhaus sollte sie vorrätig haben. Doch wie Sie noch erfahren werden, ist DMSO in Nordamerika ein beobachtetes Arzneimittel (lt. Bundesinstitut für Arzneimittel und Medizinprodukte werden „Arzneimittel, die unter zusätzlicher Überwachung stehen, (…) seit 2013 in allen EU-Mitgliedstaaten mit einem schwarzen Dreieck gekennzeichnet. Unter zusätzlicher Überwachung stehen Arzneimittel in der Regel dann, wenn zu ihnen weniger Informationen als zu anderen Arzneimitteln zur Verfügung stehen." https://www.bfarm.de/DE/Arzneimittel/Pharmakovigilanz/Risikoinformationen/ArzneimittelUnterZusaetzlicherUeberwachung/_node.html; Anm. des Verlags). Seine Beobachtung wird meiner Meinung nach geschürt durch Fehlinformation, gesetzliche Unterdrückung und medizinisches Dogma. Ich mache mich in diesem Buch daran, mit einigen dieser Mythen und Gerüchte aufzuräumen und die konkreten Fakten über diesen unglaublichen Holzextrakt zu erläutern.

Dimethylsulfoxid stammt aus dem Lignin der Bäume (einem wichtigen Bestandteil in Pflanzenzellwänden) und ist ein Nebenprodukt des Kraftverfahrens zur Zellstoff- und Papierherstellung, das auch als Sulfatverfahren bezeichnet wird. Außerdem kommt es in der Natur im Schwefelkreislauf der Erde vor: DMS (Dimethylsulfid) wird von marinem Phytoplankton in den Ozeanen gebildet und dann in der Atmosphäre zu DMSO oxidiert. Tatsächlich sorgt DMS für Wolkenbildung; sein Schwefelbestandteil verwandelt sich in von Wasserdampf umgebene Schwebstoffe, was zu Wolkenbildung führt. Sowohl DMS als auch DMSO-Verbindungen sind entscheidend für den marinen Schwefelkreislauf.[1] DMSO kann auch in bestimmten Lebensmitteln vorkommen, wie wir später untersuchen werden.

Bei diesem klaren, geruchlosen Lösungsmittel gibt es zwei wesentliche Reinheitsgrade (den pharmazeutischen und den industriellen) sowie unzählige Anwendungsmöglichkeiten, die von der Tierhaltung über die Sportmedizin zur Organtransplantation reichen. DMSO kann das Haarwachstum fördern, die Heilung von grauem Star unterstützen und natürlich bei allen Arten von Schmerzen helfen. In diesem Buch werden die spezifischen Anwendungsmöglichkeiten für den medizinischen Gebrauch von DMSO besprochen, und Sie bekommen Rezepte an die Hand, die Sie leicht zu Hause herstellen können. Doch werfen wir zuerst einen Blick auf die Geschichte von DMSO.

Eine steinige Geschichte

1866 entdeckte der russische Chemiker Alexander M. Saizew (auch Saytzeff) DMSO, doch eine kommerzielle Nutzung wurde erst rund neun Jahrzehnte später gefunden. In den 1950er Jahren stellten britische Wissenschaftler fest, dass sich DMSO als kryoprotektive Substanz (Schutz gegen Gefrierschäden) nutzen ließ, um Knochenmark- und Blutzellen zu konservieren. Gefrorene Zellen werden durch die Eiskristallisation irreparabel geschädigt. Doch wenn dem Wasser DMSO zugegeben und als Gefrierschutz verwendet wird, beeinflusst es die Thermodynamik des Gefrierprozesses so, dass 85 Prozent der Zellen überleben.[2] Überlebensfähigkeit und Stabilisierung der Zellen sind wesentlich, wenn Organe transplantiert und Proben für Experimente konserviert werden. Eine Substanz, mit deren Hilfe eine Gewebeprobe oder ein Organ unbeschadet eingefroren werden können und die das Gewebe in keiner Weise negativ verändert, ist von hohem Wert.

Wie Wissenschaftler ebenfalls herausfanden, ist DMSO gegenüber Zellen nicht toxisch, was seine Vielseitigkeit als Lösungsmittel erhöht. Ein Lösungsmittel ist schlicht ein chemischer Stoff, der eine Substanz gelöst in sich aufnimmt, wodurch eine Lösung entsteht. DMSO kann alles lösen, was auf Wasser oder Alkohol basiert, und auch bestimmte Leichtöle (das bedeutet, DMSO kann als sehr vielseitiges Lösungsmittel eine große Anzahl von festen, flüssigen oder gasförmigen Substanzen aufnehmen, ohne dass eine chemische Reaktion stattfindet, Anm. des Verlags). Wird DMSO mit irgendeiner anderen Substanz gemischt, ruft es eine exotherme Reaktion hervor, das heißt, es erzeugt Wärme. Als Dr. Stanley Jacob an der medizinischen Fakultät der Oregon Health and Science University entdeckte, dass hochreines DMSO die Haut und Organmembranen durchdringen kann, ohne sie zu schädigen, begann er, mit seinen Kollegen die transdermalen Eigenschaften der Substanz genauer zu untersuchen. Auch stellten sie fest, dass DMSO andere Substanzen mit niedrigem Molekulargewicht mit sich durch die Haut transportieren kann. Doch wir greifen der Geschichte ein wenig vor …

Wegen all der vielversprechenden Eigenschaften trug Crown Zellerbach, in den 1950ern einer der weltweit größten Papierhersteller, einem seiner Chemiker, Robert Herschler, auf, weitere Verwendungsmöglichkeiten für DMSO zu finden. Weil das Unternehmen so viel DMSO als Nebenprodukt der Papierherstellung produzierte, wollte es eine sinnvolle Verwendung dafür finden. Wie das Sprichwort sagt: Not macht erfinderisch.

Bei seinen Untersuchungen bemerkte Robert Herschler, dass antimykotische Substanzen und Antibiotika in das Kreislaufsystem einer

Pflanze eindringen konnten, wenn diese Stoffe mit DMSO gemischt wurden. Obwohl andere chemische Stoffe wie Alkohol und Gasäther (Benzin) das Gleiche taten, war DMSO etwas Besonderes. Wie Herschler feststellte, schädigte oder veränderte DMSO die schützende Außenmembran einer Pflanze nicht. Das führte unwillkürlich zu dem Gedanken: Wenn DMSO die äußere Schicht einer Pflanze nicht schädigt, würde vielleicht das Gleiche gelten, wenn DMSO auf die menschliche Haut aufgetragen wird.

Weil Herschler die potenziellen medizinischen Anwendungsmöglichkeiten erkannte, nahm er Kontakt mit seinem langjährigen Freund Dr. Stanley Jacob auf, einem Assistenzprofessor für Chirurgie an der University of Oregon. Dr. Jacob interessierte sich besonders für Kryobiologie und war begeistert, eine Substanz mit so einzigartigen biologischen Eigenschaften experimentell erforschen zu können.

Schon bald nach Abschluss der ersten Forschungsarbeiten hatte DMSO seltsamerweise einen schlechten Start. 1963 bekamen Zeitungen in Oregon Wind von dem Patent und stellten die Eigenschaften von DMSO reißerisch dar, bevor es die entsprechenden Kanäle der medizinischen Fachwelt durchlaufen hatte. Weil die Nachricht schon die Runde gemacht hatte, hatte DMSO nicht die Chance, in Fachzeitschriften vorgestellt und durch Studien, Fakten und Nachweise bestätigt zu werden. Vielmehr kam es wie ein medial aufgebauschtes Allheilmittel daher. Obwohl die Substanz an über 100.000 Patienten getestet wurde und in keiner Untersuchung bei richtiger Dosierung irgendeine Toxizität nachgewiesen wurde, begann die Food and Drug Administration FDA (US-amerikanische Behörde für Lebensmittelüberwachung und Arzneimittelzulassung; Anm. d. Übers.) Personen zu schikanieren, die sich mit der DMSO-Forschung befassten. In Dr. Jacobs Labor und Büro wurden Razzien durchgeführt, Patientenakten wurde ohne Befugnis kopiert, und Dr. Jacob selbst wurde vorgeworfen, nur unzureichende und nicht eindeutige Nachweise zur Sicherheit von DMSO zu liefern.[3]

Warum also diese Weigerung, seine Forschung anzuerkennen? DMSO war erwiesenermaßen eine sichere, wirksame, natürliche Heilsubstanz, doch sie blieb verboten. Warum? Alles lief auf eine einzige negative Studie hinaus, bei der Labortieren extrem hohe Dosen DMSO gespritzt wurden, was zu einer Trübung der Augenlinse führte.[4] Eine negative Nebenwirkung, sicherlich, doch sobald das DMSO abgesetzt wurde, wurde die Augenlinse bei vielen Tieren wieder normal. Dennoch war das Schicksal der Substanz besiegelt. Am 25. November 1965 verbot die FDA jegliche Verwendung von DMSO.

Es gibt etliche Theorien, warum die FDA mit ihrem Urteil über DMSO nicht wartete, bis mehr Langzeitstudien durchgeführt und ausgewertet werden konnten. Einige meinen, es sei darauf zurückzuführen, dass die Behördenmitarbeiter noch unter dem Einfluss der kurz vorher aufgetretenen Thalidomid-Katastrophe (Contergan-Katastrophe) standen, bei der es zu vielen Totgeburten kam und Tausende Kinder mit Miss- und Fehlbildungen zur Welt kamen. Dieser Skandal führte zu verschärften Vorschriften für medizinische Testverfahren und zu engeren Grenzen bei medizinischen Interessenskonflikten. Der Zeitpunkt für eine Wiederentdeckung von DMSO war nicht ideal, weil die politische Linie damals gegenüber möglichen Fehlentscheidungen zögerlich und übervorsichtig war. Obwohl Thalidomid in den USA nie offiziell zugelassen war, wird in einer Klage, die 2011 gegen den Hersteller des Medikaments angestrengt wurde, behauptet, dass über 1200 Ärzte in den USA mindestens 2,5 Millionen Dosen an über 20.000 Personen ausgaben, darunter auch an Schwangere.[5]

Andere weisen auf die Tatsache hin, dass kein einziges Pharmaunternehmen die exklusiven Patentrechte erhalten könnte (weil DMSO eine natürliche Verbindung ist), daher besteht keine Aussicht auf große finanzielle Erträge. Tatsächlich behauptete Stanley Jacob, der als Vater des DMSO gilt, dass die Kontroversen rund um DMSO „bürokratisch und ökonomisch getrieben, nicht aber wissenschaftlich sind". In einem Interview mit dem Nachrichtenmagazin *60 Minutes* von 1980 sagte Dr. Jacob, eine Führungskraft in einem großen Pharmaunternehmen habe ihm mitgeteilt: „Mir ist egal, ob DMSO das Jahrhundertheilmittel ist, und wir wissen alle, dass es das ist, für uns lohnt es sich nicht."[6] Er fügte hinzu, obwohl DMSO mit anderen Arzneimitteln in Konkurrenz stehe, wollten die Firmen nichts damit zu tun haben, weil sie es nicht besitzen und kontrollieren könnten. Der damalige Leiter des Bureau of Drugs des FDA,

J. Richard Crout, sagte: „DMSO ist eine schwach toxische, sichere Verbindung … Ich denke, es ist nun mal die raue Wirklichkeit, dass Pharmafirmen nur in etwas investieren wollen, wenn damit aus ihrer Sicht ein finanzieller Gewinn zu machen ist.“[7]

DMSO ist Volksmedizin. Es ist vollkommen natürlich und sehr kostengünstig. Es ist uns zugänglich, weil es als Lösungsmittel und für die Verwendung in der Veterinärmedizin zugelassen ist. Für Pferde ist es von der FDA als Lokaltherapie zugelassen. Es liegt an uns, dieses Wissen mit anderen zu teilen, DMSO in unserem Leben zu nutzen und den medizinischen Zugang dazu zu fordern. Eine wesentliche Absicht dieses Buches ist, DMSO bekannt zu machen und den Menschen mitzuteilen, dass sie bessere Lösungsansätze für ihre Gesundheitsprobleme haben als gefährliche, unterdrückende und manchmal suchtauslösende pharmazeutische Medikamente. Für uns alle ist es eine immer wichtigere Aufgabe, dafür zu sorgen, dass wir im Hinblick auf unsere Gesundheit für unsere Freiheitsrechte eintreten in einer Welt, die stets versucht, unsere Wahlmöglichkeiten bei der medizinischen Versorgung einzuschränken.

Ich lade Sie ein, sich mit mir auf den Weg zu machen und die Weisheit der Bäume zu erforschen.

Kapitel 1

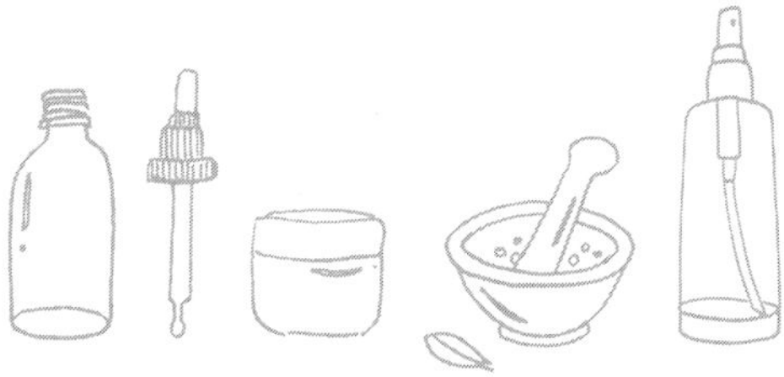

DMSO – seine chemischen Eigenschaften

In der Einleitung erfuhren wir ein wenig darüber, was DMSO ist, woher es kommt und wie es mit organischen Substanzen in Wechselwirkung treten kann. Lassen Sie uns nun seine chemischen Eigenschaften näher betrachten. DMSO ist ein kleines Molekül, nur etwas größer als das Wassermolekül; es besteht aus Kohlenstoff-, Wasserstoff-, Schwefel- und Sauerstoffatomen. Dieses Molekül weist eine wunderbare Symmetrie auf. Es besitzt ein Schwefelatom mit einer Doppelbindung zu einem Sauerstoffatom und wird an den beiden freien Seiten von je einer Methylgruppe (CH_3) aus Kohlenstoff und Wasserstoff flankiert. Diese Molekülform erinnert an Wasser, das bekanntlich das universelle Lösungsmittel ist. Als ebenfalls wirksames Lösungsmittel kommt DMSO gleich nach Wasser. Wegen seiner Größe kann das Blut es mühelos durch den ganzen Körper transportieren. Es vermischt sich leicht sowohl mit Wasser als auch mit Alkohol, löst organische und anorganische Substanzen und passiert problemlos die Hautschichten.

DMSO hat eine einzigartige Polarität, das heißt, es hat zwei Seiten, eine kann sich an wasserlösliche Moleküle binden und eine an fettlösliche. Damit ist DMSO amphiphil – das heißt, es „mag" Wasser (hydrophil) und es „mag" Fett (lipophil). Amphiphile Substanzen werden auch als oberflächenaktive Substanzen bezeichnet und häufig in Reinigungsmitteln eingesetzt. Wenn Sie darüber nachdenken, dann ergibt es wirklich Sinn, dass diese Substanzen sich perfekt dafür eignen, Geschirr, Ladentheken und sogar Ihren Körper zu reinigen.

In Wasser kann die Polarität von DMSO bewirken, dass sich die Abstände zwischen seinen eigenen Molekülen verändern, ein Phänomen, das als Konformation bezeichnet wird. Die Anordnung und der Abstand dieser Moleküle entscheiden, welche Wirkungen DMSO hervorrufen kann. Die Form bestimmt die Wirkweise. Wenn beispielsweise die Molekülstruktur variabel ist, kann DMSO mit Proteinen in Wechselwirkung treten und sie durchdringen. Durch diese variable chemische Struktur kann DMSO spielend die Hautoberfläche durchdringen. Diese Struktur ist auch einer der Hauptgründe für seine analgetische (schmerzstillende) Eigenschaft. DMSO in Wasser wirkt auf die Nervenmembranen ein und verringert ihre Reizempfindlichkeit, wodurch die Schmerzsignale nachlassen. Erkennen Sie, warum DMSO ein so wunderbares Schmerzmittel ist. In späteren Kapiteln werden wir das noch ausführlicher besprechen.

Die Schwefel-Sauerstoffverbindung in DMSO weist ebenfalls eine starke Polarität auf, was die sogenannten Dipol-Dipol-Wechselwirkung bedingt.[8] Stellen Sie sich das wie ein Plus und ein Minus an jeweils einem Ende eines Stabes vor. Die beiden Enden werden voneinander angezogen und ebenso zu anderer Plus- und Minus-Ladung hingezogen, die ihren komplexen Faltablauf steuert. Der Stab biegt sich, damit die Enden zusammenkommen, aber auch, um sich an die Enden anderer Stäbe anzulagern. Diese Dipol-Dipol-Wechselwirkung ist entscheidend für einen in der Natur sehr wichtigen Effekt, die sogenannte Proteinfaltung. Um ihre biologische Funktion erfüllen zu können, müssen sich Proteinmoleküle in eine bestimmte dreidimensionale Form falten. Ungefaltete Proteine sind im Allgemeinen inaktiv, können aber gelegentlich schädlich sein. Wie sich ein Protein faltet, hängt von seinen Dipol-Dipol-Wechselwirkungen ab (den Stabenden). Die Dipol-Dipol-Wechselwirkung von DMSO kann viele ihrer biologischen Wirkungen auf Lebewesen erklären. Lassen Sie uns noch einmal auf die Tatsache zurückkommen, dass DMSO Pflanzenmembranen und die Haut von Menschen und Tieren leicht passieren kann. DMSO nimmt den Platz gebundener Wassermoleküle ein. Stellen Sie sich dafür

Tänzer vor, die sich auf ihrem Weg entlang der Reihe abwechselnd an den Händen fassen. Ein Tänzer nach dem anderen schreitet die Reihe entlang und gibt dabei jeweils einem neuen Partner die Hand. So bahnt sich DMSO seinen Weg durch Gewebe und tritt dabei mit Wasser in Austausch.

2017 untersuchten Wissenschaftler an der University of Texas die Wasserstoffbrücken, die zwischen DMSO und Wasser entstehen. Dabei stellten sie fest: Bei niedrigen Konzentrationen bildet DMSO zwei Wasserstoffbrücken mit Wasser; bei mittleren Konzentrationen bildet es nur eine Wasserstoffbrücke mit Wasser und bei sehr hohen Konzentrationen spielt Wasser keine Rolle, und DMSO verklumpt mit anderen DMSO-Molekülen.[9] Diese Ergebnisse liefern wertvolle Erkenntnisse für die richtige Dosierung in unterschiedlichen Anwendungsbereichen für die Gesundheit und in der Industrie. Die Dosis ist in der Medizin immer wichtig, doch bei den einzigartigen chemischen Eigenschaften von DMSO ist es noch wichtiger, die Dosierung zu verstehen. Über die Dosierung sprechen wir später noch in diesem Buch.

Eine weitere interessante Komponente der chemischen Eigenschaften von DMSO ist sein hoher Gefrier- und Schmelzpunkt. Der Schmelzpunkt ist die Temperatur, bei der ein Feststoff flüssig wird, der Gefrierpunkt ist die Temperatur, bei der eine Flüssigkeit fest wird. Diese Temperaturen sollten nahezu identisch sein. Faszinierenderweise gefriert DMSO im Reinzustand leicht bei 18,5° Celsius, sein Schmelzpunkt liegt spezifisch bei 18,4° Celsius. Häufig stellen Menschen fest, dass ihr DMSO im Winter trotz der Wärme im Haus über Nacht fest wird. Das ist kein Grund zur Sorge, es braucht nur etwas Zeit bei einer Temperatur über 18,5° und DMSO verflüssigt sich wieder. Sie brauchen sich keine Gedanken zu machen, dass sich die Substanz ausdehnen und das Gefäß zum Bersten bringen könnte, wie Wasser das kann, denn Wasser verdichtet sich 230 mal mehr als DMSO, wenn es vom flüssigen in den festen Zustand übergeht. Ich empfehle, reines (99,995 Prozent) DMSO in einem Glas aufzubewahren, auch wenn es in bestimmten Kunststoffen wie PETE/PET (Polyethylenterephthalat) inert oder reaktionsträge ist. Falls Sie jedoch nicht sicher sind, woraus Ihre Kunststoffbehälter bestehen, ist es besser, auf Nummer sicher zu gehen, und sich für Glas zu entscheiden.

DMSO als transdermaler Wirkstoff

Der Begriff „transdermal" bedeutet, die Haut zu durchziehen, sie zu durchdringen. Alles mit transdermalen Eigenschaften kann also die Haut passieren und in die Gewebeschichten darunter und in die Blutbahn gelangen. DMSO hat transdermale Eigenschaften und kann die Haut auf drei faszinierende Arten passieren.

Erstens kann es an die Stelle von Wassermolekülen treten.

Zweitens kann es in den Hautporen sowohl hydrophobe (also wasserabweisende) als auch hydrophile (also mit Wasser wechselwirkende) Reaktionen auslösen; dies setzt die elektromechanischen Kräfte herab, und dadurch können DMSO und was immer es „Huckepack" befördert passieren.

Drittens kann DMSO in höheren Konzentrationen bewirken, dass die Fettmoleküle in unseren Zellmembranen (Ceramide genannt) von einem dichten Gelzustand in einen flüssig-kristallinen Zustand übergehen.[10, 11] In diesem flüssig-kristallinen Zustand zeigen Ceramide die Eigenschaften einer Flüssigkeit, haben aber gleichzeitig kristallartig angeordnete Moleküle. DMSO löst diese Zustandsveränderung aus, wodurch DMSO selbst und alles, was es transportiert, an den Ceramiden vorbei tiefer ins Unterhautgewebe eindringen kann. Die Konzentration, in der DMSO auf die Haut aufgetragen wird, wirkt sich deutlich darauf aus, wie es die Hautoberfläche quert. Die wiederholten Zustandsänderungen der Ceramide waren es, die bei meinem ersten Experiment zur Rötung und Verdickung meiner Haut führten. Bei einer stärkeren Verdünnung mit Wasser hätte die Dipol-induzierte Bewegung durch meine Haut stattfinden können, was die Haut weniger verändert hätte.

Sulfonamide, Sulfate, Sulfite und Schwefel

Eine interessante Nebenbemerkung: Im Grunde ist es nicht möglich, auf elementaren Schwefel allergisch zu sein. Er ist ein unerlässliches Element für das Leben auf der Erde und er enthält kein Protein, das eine allergische Reaktion auslösen kann. Wenn Leute sagen, sie seien „allergisch" auf

Schwefel, meinen sie in Wirklichkeit, sie sind allergisch auf schwefelhaltige Medikamente, Nahrungsmittel oder Eiweiße. Es ist wichtig zu verstehen, dass sich die Chemie des reinen elementaren Schwefels von der Chemie schwefelhaltiger Substanzen unterscheidet.

Schwefelhaltige Medikamente, wie Sulfonamid-Antibiotika (Sulfonamide), oder Konservierungsstoffe, die sogenannten Sulfite, die für Weine, Trockenobst und andere Lebensmittel verwendet werden, können eine Histaminreaktion hervorrufen. Das heißt, es kommt zu einer allergischen Reaktion, bei der im Körper Histamine ausgeschüttet werden, die wiederum Symptome wie beispielsweise eine Entzündung hervorrufen. Sulfate sorgen in Shampoos und Duschgels für eine stärkere Schaumbildung, und manche Menschen reagieren auf Sulfate sehr empfindlich. Die beiden am häufigsten verwendeten Sulfate sind Natriumlaurylsulfat (SLS) und Natriumlaurylethersulfat (SLES). Sie haben wahrscheinlich viele Shampoos und Haarspülungen mit den Begriffen „sulfatfrei“ auf der Packung gesehen. (In D gibt es bislang nur eine kleinere Auswahl an sulfatfreien Shampoos, Anm. des Verlags.) Das verbreitet sich heute immer stärker, was sehr gut ist für unsere Haare und unsere Kopfhaut, weil es die Belastung des Körpers mit Chemikalien verringert.

Manchmal sind Menschen empfindlich auf stark schwefelhaltige Nahrungsmittel wie Knoblauch, Zwiebeln, Brokkoli und Blumenkohl. Häufig haben diese Personen auch noch andere Probleme. Sie können Nährstoffmängel haben, vor allem einen Mangel am Spurenelement Molybdän; dieses Spurenelement benötigt Enzyme, um Schwefelverbindungen von Sulfiten zu Sulfaten zu oxidieren. Diese Personen neigen auch zu einem Ungleichgewicht im Darmmikrobiom (das die Gesamtheit aller Darmbakterien umfasst). Allgemein können Menschen mit solchen Problemen auch genetische Mutationen in Genen wie MTHRF oder COMT aufweisen und sollten synthetische Folsäure meiden (die sich in vielen Nahrungsergänzungsmitteln findet). Sie sollten als Nahrungsergänzungsmittel Methylfolat und Methylcobalamin (B_{12}) nehmen, und ich empfehle auch das Nahrungsergänzungsmittel TMG oder DMG (Trimethylglycin oder Dimethylglycin), um dem Körper wichtige Methylgruppen zuzuführen. Methylgruppen kennzeichnen DNA, Proteine und Aminosäuren, um die ordnungsgemäße Faltung sicherzustellen, und sie unterstützen viele weitere wichtige Abläufe im Körper.

Die meisten Menschen mit Allergien auf Sulfonamide oder schwefelreiche Lebensmittel haben keine Probleme, wenn sie DMSO nehmen, weil DMSO abgesehen von seinem Schwefelbestandteil mit diesen Substanzen nicht verwandt ist.[12] Das Gleiche gilt für andere schwefelhaltige Substanzen: MSM, Alpha-Liponsäure, Allicin (der Hauptwirkstoff in Knoblauch), Glucosaminsulfat (und sein natürliches Polymer Chondroitin), SAMe (S-Adenosylmethionin) und mehrere wertvolle Antioxidantien wie Glutathion und N-Acetylcystein (NAC).

DMSO – Reinheitsgrade

Das Verständnis, dass es verschiedene Reinheitsgrade von DMSO gibt, ist wichtig, insbesondere, wenn Sie vorhaben, DMSO für Ihre Gesundheit zu nutzen. Es gibt zwei wichtige Reinheitsgrade, den pharmazeutischen und den industriellen. Der industrielle Reinheitsgrad muss mit einer Warnung einhergehen, denn er ist nicht für den menschlichen Gebrauch gedacht. Es ist ratsam, sich mit dem Hersteller in Verbindung zu setzen, falls Sie sich über den Reinheitsgrad des Produkts nicht im Klaren sind. Der einzige Reinheitsgrad, der für Menschen oder Tiere genommen werden sollte, ist der pharmazeutische oder die 99,995 prozentige Reinheit. Um diesen Prozentsatz zu erreichen, durchläuft DMSO zum Abschluss eine Aktivkohlefilterung, um Unreinheiten auszuschließen.

In seinem industriellen Reinheitsgrad wird DMSO vielfältig eingesetzt. Zum einen als weniger toxischer Zusatz bei Rezepturen für Abbeizmittel, darüber hinaus auch für die Zusammensetzung von Polymeren als reaktives Lösungsmittel und für die Wirkstoffzusammensetzung in der Landwirtschaft (zum Beispiel bei der Herstellung von Fungiziden für Pflanzen). Außerdem wird es für Reinigungsanwendungen eingesetzt, weil es eine umweltfreundliche Alternative zu giftigen Chemikalien ist und ähnlich wirkt wie Reinigungsmittel.

Trotz seiner Geschichte mit der FDA wird DMSO im pharmazeutischen Reinheitsgrad sicher nicht wenig genutzt, auch wenn seine Anwendung begrenzt ist. Es ist heute enthalten in mehreren zugelassenen Produkten für die Gesundheitspflege und als Arzneimittel freisetzendes Präparat (siehe Kapitel 8), insbesondere als Hilfsstoff (eine inaktive Substanz, die als Füllstoff, Verdünnungsmittel oder Trägerstoff für eine aktive Substanz verwendet wird). DMSO stabilisiert formulierte Produkte und kann viele schwierige oder „spröde“ Materialien auflösen. Darüber hinaus kann es Alkohole, Fette, Mineralstoffe, Vitamine, Aminosäuren und Kohlenhydrate aufnehmen, ohne sie zu zerstören.[13] All diese Eigenschaften machen es im medizinischen und pharmazeutischen Umfeld sehr nützlich.

Erinnern Sie sich noch an die Geschichte von DMSO? Wissenschaftler stellten fest, dass es menschliche Zellen und Gewebe vor einer Schädigung bewahren kann, wenn diese eingefroren werden. Darum wird DMSO im pharmazeutischen Reinheitsgrad bei Organtransplantationen verwendet, bei denen die Organe auf Eis gelagert werden. DMSO hilft, die Zellen des Organs vor einem Gefrieren zu schützen, während es auf Eis liegt. Wird DMSO Wasser zugefügt, dann senkt es dessen Gefrierpunkt deutlich. Wenn der Körper mit DMSO vorbereitet wird, hilft das in einigen Fällen, viele häufige Medikamentennebenwirkungen zu reduzieren, und es verringert postoperative Komplikationen, zum Beispiel Strahlenschädigung.[14] In anderen Fällen kann DMSO ein Medikament oder eine Behandlung verstärken.

Ich könnte viele Bücher füllen mit Informationen über die Kombination von DMSO mit verschiedenen Medikamenten oder natürlichen Substanzen. DMSO kann verwendet werden, um Hautgewebe oder Gewebe im Körper durchlässiger zu machen und Nährstoffe, Pflanzen und pflanzliche Extrakte, homöopathische Mittel oder alle anderen Arzneimittel aufzunehmen. Mit anderen Arzneimitteln vermischt, kann DMSO diese Substanzen in die Blutbahn transportieren und die Blut-Hirn-Schranke überwinden. Dadurch kann der Körper besser auf alle Substanzen zugreifen, an die sich DMSO anhaftet und die es transportiert. Stellen Sie sich all die möglichen DMSO-Kombinationen vor, das ist ein Riesenthema! Mein Augenmerk liegt hier auf den wichtigsten Heilmitteln für die häusliche Anwendung. DMSO wirkt mit so vielen Heilmitteln gut zusammen, dass seine Zukunft sehr vielversprechend sein kann, wenn wir sie so gestalten.

Andere Formen von DMSO

Neben seinen pharmazeutischen und industriellen Einsatzmöglichkeiten kommt DMSO von Natur aus in vielen gängigen Lebensmitteln vor, die wir essen und trinken, zum Beispiel in Tee, Kaffee, Wein, Spargel, Muscheln, Tomaten, Milch und gekochtem Mais.[15] Es wird aus dem Öl der Minze (Mentha piperita) isoliert, aus fettfreiem Milchpulver, Gerstenmalz und natürlichen Wassern. DMSO ist das Endprodukt des Algenstoffwechsels (das Ergebnis davon, dass Algen Nährstoffe aufnehmen und in andere Stoffe verwandeln). Wir scheiden DMSO auch in kleinen Mengen über den Urin aus, und es findet sich im Urin anderer Säugetiere. Das bedeutet, selbst in der Schwangerschaft und Stillzeit ist der Fötus bzw. das Kind kleinen Mengen an DMSO ausgesetzt, wie zu erkennen ist.

Ein Wort zum Schluss

Da Sie jetzt ein weniger vertrauter sind mit DMSO, seinen einzigartigen chemischen Eigenschaften, seiner breit gefächerten Anwendung und seiner interessanten Geschichte, wollen wir besprechen, wie es sich sicher und sachgerecht nutzen lässt. Ich teile Ihnen auch einige wichtige Aspekte des menschlichen Körpers mit, damit die vorgeschlagenen Anwendungsmöglichkeiten mehr Sinn ergeben. Vor DMSO braucht man keinerlei Angst zu haben. So viele Menschen kommen auf mich zu aus Angst, es falsch anzuwenden, oder sie fürchten sich davor, es überhaupt zu verwenden; und ich teile ihnen mit, wie sicher es im Grunde ist. Wissen ist Macht und Erfahrungswissen ist immer verlässlicher als Rätselraten. Sobald Ihnen klar ist, was man mit DMSO tun und nicht tun sollte, werden Sie es zuversichtlich für allerlei Anwendungsbereiche nutzen. Es wird bei vielfältigen Beschwerden ein zuverlässiges Mittel werden.

Kapitel 2

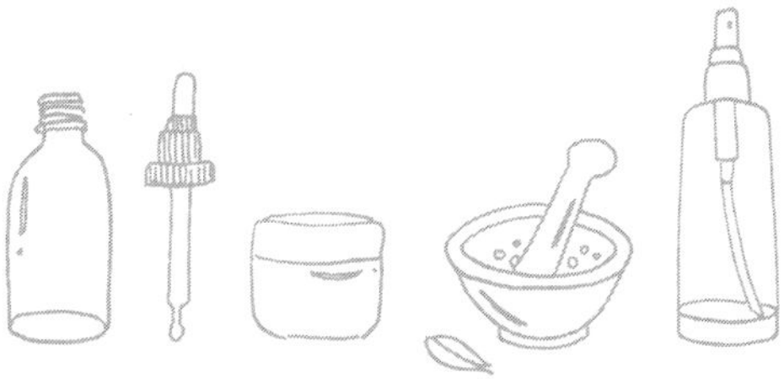

DMSO – seine Hauptwirkungen

Die Erstverschlimmerung

Auch wenn DMSO als Medikament bezeichnet wird, ist es in Wirklichkeit ein natürliches Heilpräparat, eines, das in der Natur vorkommt – sowohl in Pflanzen als auch in Lebensmitteln. Anders als synthetische Präparate, die Symptome unterdrücken (statt Symptome zu heilen) oder den Körper überfordern können, regen die meisten natürlichen Substanzen die körpereigenen Heilmechanismen an und unterstützen sie. Der Schlüssel zu allen Arzneimitteln, seien es synthetische oder natürlich vorkommende, ist die sachgerechte Dosierung und Anwendung.

Wie wir alle wissen, kann jegliche Substanz, sogar rezeptfreie, in jedem Haushalt vorhandene Medikamente wie Ibuprofen oder Paracetamol, falsch verwendet oder überdosiert werden. Je nach ihrem Gesundheitszustand können verschiedene Personen bei gleicher Dosierung Überempfindlichkeiten oder überhaupt keine Reaktion zeigen. Denn unser Körper ist einmalig. Genauso ist es bei DMSO. Personen, die in ihrem Körper allerlei Umweltbelastungen, Nahrungsablagerungen und Schwermetalle angesammelt haben, die sich nicht bewegen, keine Nahrungsergänzungsmittel einnehmen oder die nicht angemessen mit Stress umgehen, zeigen mit höherer Wahrscheinlichkeit eine „Reaktion“, wenn sie die ersten Male

DMSO verwenden. In den über zehn Jahren, in denen ich Menschen Gesundheitstipps gebe, habe ich diese Reaktion immer wieder beobachtet. Zu dieser „Reaktion", auch bekannt als Erstverschlimmerung oder Heilkrise, oder diesem Entgiftungsprozess kommt es, wenn der Körper zur Heilung angeregt wird; doch damit eine Heilung einsetzt, müssen erst die Abfallstoffe beseitigt werden.

Viele meiner Klienten haben gestaute Nieren und eine gestaute Leber, zwei der Hauptwege, auf denen Abfallstoffe gefiltert und ausgeschieden werden. Wenn sie DMSO oder praktisch jede andere natürliche Heilmethode anwenden, treten möglicherweise Entgiftungssymptome auf oder eine sog. Erstverschlimmerung (auch Herxheimer-Reaktion genannt, eine Reaktion auf das therapiebedingte Absterben von Erregern und damit verbundene Freisetzen von Bakteriengiften, Anm. des Verlags). Die Symptome variieren, aber am häufigsten kommt es zu Kopfschmerzen, Übelkeit, Abgeschlagenheit, Veränderungen im Darm, Hautreizungen, Stimmungsschwankungen und Völlegefühl. In extremen, aber seltenen Fällen sehe ich richtige Reaktionen vom Histamin-Typ, Jucken, Schwellung oder Nesselausschlag, Veränderungen von Blutdruck und Herzfrequenz und, noch seltener, anaphylaktische Reaktionen. Eine solch starke Reaktion tritt nur auf, weil sich das DMSO im Körper mit etwas anderem mischt und der Körper auf diese Mischung reagiert. Auf die einfachen Bestandteile von DMSO können Sie nicht allergisch sein, denn das sind Kohlenstoff, Wasserstoff, Sauerstoff und Schwefel, sonst wären Sie auf Ihren eigenen Körper allergisch. Wie bereits besprochen, enthält DMSO kein komplexes Protein, auf das der Körper reagieren könnte. Entgiftungssymptome entwickelt der Körper während der Heilung. Als Naturheilkundlerin möchte ich den Körper unterstützen, das, was er selbst will, auf geeignete Weise durchzuführen, indem ich eine Lösung anbiete. Das ist ein zentrales Prinzip ganzheitlicher Heilung.

Medikament oder natürliches Arzneimittel?

Kein synthetisches Medikament kann dem Körper seine Grundbausteine (biochemische Substanzen genannt) liefern, die alle unseren Stoffwechsel in Gang halten, die Zellen und Gewebe erneuern und Abfallstoffe beseitigen. Ja, die meisten synthetischen Medikamente können Nährstoffmängel hervorrufen. Schauen Sie zum Beispiel die weitverbreiteten Statin-Präparate zur Cholesterinsenkung an. In einer 1998 durchgeführten Studie stellte man fest, dass Statin-Medikamente einen Mangel an Coenzym-Q10 oder CoQ10 hervorrufen, das für die Herzfunktion lebenswichtig ist.[16, 17] CoQ10 wird auch als „Ubiquinon" bezeichnet, weil es in Tieren und den meisten Bakterien ubiquitär, also allgegenwärtig ist. Als wichtiges Antioxidans ist es unerlässlich für die Energieproduktion in den Zellen, und besonders in den Herzmuskelzellen. Doch die meisten Menschen, die nach eigener Aussage Statine einnehmen, nehmen keine CoQ10-Ergänzung. Und dies, obwohl Dr. med. Julian Whitaker die FDA in einer 2002 eingereichten Petition drängte, CoQ10 in den Beipackzettel aller Statin-Präparate aufzunehmen.[18] Außerdem wissen wir spätestens seit 1990, dass Statine das CoQ10 aufbrauchen.[19]

Nährstoffmängel sind nur eine der zahlreichen Nebenwirkungen, die die Einnahme synthetischer Medikamente auslösen kann. Natürliche Heilsubstanzen führen im Allgemeinen nicht zu so ausgeprägten Nährstoffmängeln, weil sie mit dem Körper arbeiten und Stoffe enthalten, die der Körper braucht. DMSO etwa bietet dem Körper Methylgruppen an (sie bestehen aus Kohlenstoff und Wasserstoff, den Grundbausteinen des Lebens), elementaren Schwefel und Sauerstoff.

Andere Nebenwirkungen werden dadurch ausgelöst, dass Körpersysteme nicht mehr richtig arbeiten können, weil das Medikament ein Signal außer Kraft setzt, die Produktion eines bestimmten biochemischen Endprodukts zu erhöhen oder zu drosseln. Wenn zu viel von einem Endprodukt gebildet wird, fordert das Signal in der Regel einen niedrigeren Spiegel. Wenn dieses Endprodukt allmählich abnimmt, fordert das Signal wieder eine erhöhte Produktion. Mit dieser Steuerung kann der Körper alles im Gleichgewicht halten. Doch wenn ein Medikament dieses Signal außer Kraft setzt, kann es seine Aufgabe nicht erfüllen und die Konzentrationen von Endprodukten können völlig durcheinandergeraten. Diese Ungleichgewichte können sich in Gedächtnisproblemen, Muskelschmerzen und neurologischen Problemen zeigen.[20]

DMSO hat nachweislich niemals auch nur annähernd solche Probleme ausgelöst, wie synthetische Medikamente sie hervorrufen können, dennoch werden diese Medikamente, wie Statine, weiterhin verschrieben.[21] Ich kann Beispiel um Beispiel für diesen Trend anführen mit Blutdruckmitteln, Paracetamol, Kortikosteroiden, Antibiotika und die Liste geht weiter mit zahlreichen anderen Medikamenten, die auf den Markt kommen. Für mich ist es frustrierend, dass eine sichere, wirksame, leicht zu verabreichende, kostengünstige Substanz wie DMSO es noch nicht ins öffentliche Bewusstsein geschafft hat.

DMSO und die Einnahme pharmazeutischer Medikamente

Bei gleichzeitiger Einnahme irgendeines Medikaments ist es riskant, DMSO zu verwenden, weil sich das Zusammenwirken – neben der Einzigartigkeit jedes Menschen – schwer einschätzen lässt. Auch wenn die Verwendung von DMSO allein und in der richtigen Dosierung sicher ist, kann es als Katalysator wirken, der Medikamenten einen leichteren und umfassenderen Zugang zum Körper verschafft. Ich empfehle die Verwendung von DMSO nicht, wenn Sie verschreibungspflichtige Medikamente einnehmen. Bevor Sie irgendetwas an Ihrer Medikamenteneinnahme ändern, sollten Sie Ihren Arzt oder Apotheker fragen.

Nur ein einziger Todesfall ist im Zusammenhang mit DMSO dokumentiert. Das war in den 1960er-Jahren in Irland. Obwohl eine Frau dort zu dem Zeitpunkt auch Antibiotika und zusätzlich Angstlöser einnahm und eine anaphylaktische Reaktion auf DMSO zeigte, nahm sie DMSO trotz ihrer negativen Reaktion weiter.[22] Ihr Tod als Folge davon war äußerst bedauernswert und eine vermeidbare Tragödie; ihre Histaminreaktion hätte ihr ein deutliches Signal sein müssen, ihre Einnahme zu stoppen.

Die Kombination von DMSO mit jeglichen Pharmazeutika ist generell zu vermeiden, und falls beide doch kombiniert werden, sollte man äußerste Vorsicht walten lassen. Unter keinen Umständen sollte DMSO mit Diuretika (harntreibenden Mitteln) verwendet werden. Denn DMSO wirkt auch diuretisch und die Verbindung zweier Diuretika ist gefährlich. Weil DMSO eine Affinität zu Wasser besitzt, sollte keinerlei Medikament, das die Nierenfunktion ändert, zusammen mit DMSO eingenommen werden.

Die meisten Studien belegen jedoch, dass DMSO in Gegenwart der meisten Medikamente tendenziell eine Schutzfunktion übernimmt. Es stimmt, in der Pharmaindustrie wird DMSO eingesetzt, um als nicht reagierende Substanz aktive Wirkstoffe zu unterstützen. Auch zum Füllen und Verdünnen bestimmter Arzneistoffe wird es genutzt. So lässt sich DMSO in Kombination mit bestimmten Medikamenten verwenden, um deren Wirkung zu fördern und die benötigte Wirkstoffmenge zu reduzieren. In Kapitel 5 beschreibe ich die DMSO-Kombinationen, mit denen sich andere Therapien und natürliche Heilmittel unterstützen lassen.

DMSO und andere Naturprodukte

Wie wir bereits wissen, wird DMSO rasch über die Haut aufgenommen. Weil die Haut sowohl wasser- als auch öllösliche Barrieren hat, kann DMSO aufgrund seiner bipolaren Beschaffenheit diese Schichten rasch durchqueren. Die Resorptionsgeschwindigkeit hängt vom Einzelnen ab; Personen mit heller Haut reagieren tendenziell empfindlicher mit Rötung und Jucken, wenn DMSO diese Barrieren durchdringt.

DMSO bahnt den Weg, damit größere Moleküle, wie ätherische Öle, hindurchkommen, indem es „die inneren Hautschichten und die darunter liegenden Gewebe reversibel zugänglich macht, manchmal sogar auf der Nano-Ebene."[23] Das bedeutet, DMSO macht die Haut zugänglich, damit Stoffe sie passieren können; und zwar auch von innen nach außen, um zum Beispiel Toxine auszuscheiden oder auszutreiben. Im Nanomaßstab sind Partikel sehr klein, und weil DMSO Nanopartikel durch die Zellen schleust, wird es in der Forschung herangezogen, um winzige DNA-Partikel in die Zellen zu befördern.[24] In Anbetracht der besonderen Eigenschaften von DMSO eröffnet die Kombination mit natürlichen Substanzen wie Vitaminen, Mineralstoffen, Pflanzenextrakten und sogar Homöopathika einen therapeutischen Wert auf einer völlig neuen Ebene als DMSO allein. Beim Entwickeln nützlicher DMSO-Kombinationen gibt es aus meiner Sicht keine Grenzen für die Heilung aller möglichen Gesundheitsprobleme.

Die Hauptwirkungen von DMSO

DMSO wirkt bei Menschen, Tieren und Pflanzen sehr spezifisch und kraftvoll; einige dieser Wirkungen haben wir bereits besprochen. Hier sind einige davon zusammenfassend aufgelistet; im Anschluss an diese Liste gehe ich auf einige der Wirkungen näher ein.[25]

- Wirkt antimikrobiell.
- Entspannt die Muskeln.
- Erhöht die Bildung weißer Blutkörperchen und von Makrophagen, das sind wichtige Zellen für das Immunsystem.
- Erhöht die Durchlässigkeit der Zellmembran, wodurch Toxine ausgeschieden werden können.
- Wirkt radioprotektiv, verringert also die mutagene und tödliche Wirkung von Röntgenstrahlen.
- Hindert das Enzym Cholinesterase, Acetylcholin, einen wichtigen Neurotransmitter, aufzuspalten.
- Entgiftet hervorragend Schwermetalle, indem es Aluminium, Quecksilber, Kadmium, Arsen und Nickel bindet und über Urin und Schweiß ausscheidet.
- Ist ein wirksames Schmerzmittel, indem es die Weiterleitung von Schmerzsignalen durch die Nerven verhindert.
- Zeigt kryoprotektive Eigenschaften. Hilft, Stammzellen, Knochenmarkzellen und Organe zu konservieren (schützt sie vor Verletzungen durch Gefrieren beim Organtransport) und schützt vor Schäden bei interstitieller Zystitis und während der Strahlentherapie von Krebspatienten (beide Anwendungsmöglichkeiten sind von der FDA zugelassen). (In D ist DMSO nicht zur Behandlung der interstitiellen Zystitis zugelassen, auch für die Behandlung von Krebs gibt es keine Zulassung, Anm. des Verlags.)

- Wirkt bakteriostatisch, das heißt, es hemmt das Bakterienwachstum.
- Wirkt diuretisch.
- Lindert Entzündungen und Schwellungen, indem es auf entzündungsfördernde Stoffe einwirkt.
- Verbessert die Durchblutung verletzter Körperstellen, indem es die Blutgefäße erweitert und die Blutviskosität herabsetzt.
- Verbessert die Sauerstoffversorgung der Zellen.
- Ist ein wirksamer Radikalenfänger und transportiert diese Substanzen mittels der Ausscheidungsorgane.
- Ist transdermal, durchdringt die Haut und überwindet die Blut-Hirn-Schranke leicht und gelangt in die Blutbahn.
- Schützt die Zellen rascher vor mechanischer Schädigung als pharmazeutische Medikamente.
- Wirkt beruhigend auf das Zentralnervensystem.
- Wirkt als Trägerstoff für alle anderen Medikamente und Nahrungsergänzungsmittel und steigert deren Wirkung; zum Beispiel haben Chemotherapie, Kortikosteroide, Antibiotika und Insulin weniger unerwünschte Wirkungen und können viel niedriger dosiert werden.
- Wirkt antinozizeptiv, das heißt, es setzt die Empfindlichkeit gegenüber allen gefährlichen oder schädlichen Reizen herab.
- Ist nichttoxisch und hat ein unbestreitbar sicheres Therapieprofil.

Wirkt als Entzündungshemmer

Eine Entzündung ist eine Reaktion auf eine Gewebeverletzung. Die Auswirkungen einer Entzündung unter der Haut äußern sich als Rötung, Hitze, Schwellung, Schmerz und eingeschränkte Funktion. Im Allgemeinen ist eine Entzündung einfach nur unangenehm! Zum Glück ist DMSO ein bemerkenswerter Entzündungshemmer, der hilft, die spezifischen biologischen Marker wie Zytokine, Histamin, Bradykinin, Prostaglandine und Leukotriene zu beseitigen und die Gewebeheilung zu beschleunigen. Wissenschaftler entdeckten die entzündungshemmende Wirkung von DMSO erstmals, als sie Experimente durchführten.[26, 27] Ihrer Theorie zufolge könnte dieser nützliche Vorgang daher rühren, wie DMSO die Prostaglandinmechanismen beeinflusst (Fettmoleküle, die in fast allen menschlichen Geweben vorkommen), die bei Entzündungsreaktionen eine zentrale Rolle spielen. Diese wie ein Hormon wirkenden Fettmoleküle werden aus Arachidonsäure gebildet; diese Omega-6-Fettsäure fördert die Reparatur des Skelettmuskelgewebes und kommt auch in großen Mengen im Gehirn vor. Doch zu viel Arachidonsäure kann das Gewebe schädigen und zu einer Entzündung führen und Symptome weiter verschlimmern. Menschen, die viel tierische Fette essen, zeigen einen erhöhten Arachidonsäurespiegel, was im Übermaß oder in einem Ungleichgewicht mit Omega 3, 9 oder 12 zu chronischer Entzündung und anderen Gesundheitsproblemen führen kann.

Wie hilft DMSO also bei einer Entzündungsreaktion? Wie ich bereits sagte, wirkt DMSO maßgeblich auf die Prostaglandinmechanismen.[28] Einmal fördert es eine Erweiterung der Arterien (Vasodilatation) und verhindert ihre Verengung (Vasokonstriktion), dadurch kann das Blut besser fließen. Für eine bessere Durchblutung einer verletzten Körperstelle zu sorgen, ist immer notwendig für die Heilung, weil das Blut Abfallstoffe abtransportiert und die Botenstoffe für die Heilung zuführt.

Zudem erhöht DMSO die Produktion des sogenannten cAMP-Moleküls, das für die Bildung von Blutplättchen wichtig ist.[29] Blutplättchen braucht der Körper zur Blutgerinnung, um eine Blutung stoppen, doch wichtig ist, dass sich diese Blutplättchen nicht inadäquat zu Gerinnseln verklumpen, die einen Schlaganfall oder Gehirnverletzungen auslösen. Hier kann DMSO nützlich sein, weil es zwar die Herstellung von Blutplättchen anregt, aber nicht deren Verklumpung. Außerdem verringert es die Bildung des Moleküls Thromboxan, das eine Verengung der Blutgefäße fördert. Wenn durch DMSO weniger Thromboxan vorhanden ist, stellen sich die Blutgefäße weit (dilatieren), sodass eine Körperpartie stärker durchblutet werden kann. Mit der besseren Durchblutung kommen mehr Nährstoffe in das Gebiet, Abfallstoffe werden abtransportiert, die Zellen kommunizieren besser miteinander und die Stelle heilt besser. DMSO beeinflusst die Blutgerinnung also auf drei Wegen (es sorgt für eine Gefäßerweiterung und Gefäßverengung und verhindert die Verklumpung von Blutplättchen) und es fördert die Durchblutung. Allein an diesen Vorgängen können wir erkennen, wie wirkungsvoll und bedeutsam DMSO in so vielen Krankheitssituationen ist.

Als wäre das nicht schon genug, ist DMSO auch ein natürlicher nichtsteroidaler Entzündungshemmer (NSAID). Damit wirkt DMSO ähnlich wie Aspirin: Beide wirken, indem sie Prostaglandine blockieren und in bestimmten Schmerz und Entzündungen regulierenden Zellen den Ein-Aus-Schalter steuern.[30, 31, 32] Das kann DMSO sogar besser als Aspirin, weil es zudem das Leitvermögen von Nervenfasern stoppt oder verlangsamt.[33] Bei diesen Nervenfasern handelt es sich um sensible Nerven, die Schmerzsignale ans Gehirn übermitteln.[34]. Aspirin und andere NSAIDs gelten als toxisch für den Magen, weil sie Geschwüre und Reizungen hervorrufen, und sie können die Augen (Makuladegeneration) und die Knorpel schädigen, bei DMSO treten diese Nebenwirkungen nicht auf. Bei konsequenter und richtiger Anwendung über einen längeren Zeitraum kann DMSO sogar bei Schmerzbildern im Bewegungsapparat helfen.

Antioxidans oder Prooxidans?

DMSO ist eine faszinierende Substanz, die reaktive Sauerstoffspezies (ROS) beseitigen kann, die dem Körper als freie Radikale schaden können. Außerdem kann DMSO bestimmte Gewebe oxidieren, die zerstört werden müssen (zum Beispiel Krebszellen). Deshalb müssen wir verstehen, wie unterschiedliche Dosierungen die chemische Wirkung auf den Körper beeinflussen, und DMSO entsprechend dem Gesundheitszustand dosieren.

DMSO kann als mildes oder als starkes Antioxidans oder Prooxidans wirken, je nach dem verwendeten Prozentgehalt, dem pH-Wert des Gewebes, das das DMSO aufnimmt, und dem Gesundheitszustand des Anwenders. Ein Antioxidans kann schädlich sein aufgrund der Art, wie es die natürlichen Zellreaktionen auf Stress verhindern kann, indem es seine Abwehr von oxidativem Stress hochfährt (die Reaktion auf einen Reiz verstärkt). Eine negative Wirkung eines Antioxidans bezeichnet man daher als prooxidative Wirkung.[35] Die Prooxidation zielt auf geschädigte Zellen ab und löst den programmierten Zelltod aus, der manchmal erwünscht, ein andermal aber ungünstig ist. Eine Untersuchung zu

Fersendruckgeschwüren ergab beispielsweise, dass das Auftragen von 5-prozentigem DMSO ein schlechteres Ergebnis erzielte, als es die Kontrollgruppe hatte.[36] In dieser Untersuchung wirkte DMSO als Prooxidans, höchstwahrscheinlich wegen des geringen Prozentgehalts, der für die negative Wirkung verantwortlich war. In ausreichender Dosierung hat DMSO den Ruf, geradezu König der Antioxidantien zu sein. DMSO nimmt in einer lebenden Zelle den Platz von Wasser ein, deshalb kann es intrazelluläre freie Radikale zerstören. Das kann kein anderes Antioxidans.[37] Es reduziert unmittelbar die Bildung freier Hydroxylradikale, wie eine an verschiedenartigen Gewebeproben durchgeführte Studie belegt.[38] Bei einer Untersuchung zu Lungenverletzungen stellte man fest, dass 0,02-prozentiges DMSO ein sehr wirksames Antioxidans war.[39] Wird DMSO als Oxidans verwendet, ist es immer vernünftig, bestimmte Vitamine und Mineralstoffe einzunehmen, die jegliche möglicherweise von DMSO produzierten freie Radikale neutralisieren. Einige gute, die ich empfehle, sind die Vitamine A, E, C, B_1, B_6 sowie die Spurenelemente Zink und Selen. In unserer heutigen Zeit empfehle ich allgemein, dass jede oder jeder morgens nach dem Frühstück einen Vitamin-B-Komplex-Präparat einnimmt, für den Energiehaushalt und zur Entgiftung.

Überwindet die Blut-Hirn-Schranke

Bei einer 1982 an Mäusen durchgeführten Studie wurde 10- bis 15-prozentiges DMSO getestet in Kombination mit einem enzymatischen Markierungsstoff (der als Biomarker fungiert), der die Blut-Hirn-Schranke normalerweise nicht passieren kann. Doch später wurde er im Gehirn der getesteten Mäuse nachgewiesen; das heißt, mittels DMSO konnte der Markierungsstoff diese Schranke passieren.[40] Das war ein eindrucksvoller Nachweis, dass DMSO die Blut-Hirn-Schranke überwindet und anderen Molekülen Zugang zum Gehirn verschafft. Diese Wirkung hat enorme Konsequenzen für die Behandlung von Kopfverletzungen, Gehirntumoren, Schlaganfällen und anderen Gehirnerkrankungen. Die Tatsache, dass DMSO den Wirkstoffen einer Chemotherapie Zugang zum Gehirn ermöglicht, sollte Ärzte auf diesem Gebiet überzeugen, es umfassender einzusetzen. Doch DMSO wird im Allgemeinen nicht genutzt, was wieder ein

Schlaglicht darauf wirft, wie stark dieses Wissen noch unterdrückt wird. Weiter hinten in diesem Buch werden wir darauf genauer eingehen.

Schützt vor Strahlenschäden und fördert die DNA-Reparatur

Von allen Eigenschaften des DMSO finde ich persönlich diese am faszinierendsten. Dass eine Substanz schädliche Einflüsse ionisierender Strahlung auf die DNA verhindert, ist einfach erstaunlich – denn ionisierende Strahlung ist energiereich genug, um Molekülbindungen aufzubrechen, sie ist wesentlich energiereicher als nicht-ionisierende Strahlung. Wir haben alle in der Schule gelernt, dass Strahlung gefährlich ist. Strahlung erzeugt freie Radikale, manchmal auch als Entzündungsmoleküle bezeichnet, die die Zellen schädigen, die unsere Organe, Drüsen, Muskeln und Knochen bilden. Ionisierende Strahlung lässt die Zellen schneller altern, sorgt dafür, dass sie deformiert werden oder mutieren, was zu Geburtsfehlern, Anämie, Krebserkrankungen wie Leukämie sowie anderen Krankheiten führen kann.

Bevor wir dazu kommen, wie DMSO die DNA-Reparatur nach einem Strahlenschaden fördern kann, lassen Sie uns rasch noch einmal unser Wissen über die DNA auffrischen. Sie erinnern sich wahrscheinlich noch aus dem Biologieunterricht in der Schule, dass die DNA aus einer Doppelstranghelix besteht, die die Blaupause für unsere genetische Struktur enthält. Das einwandfreie Funktionieren dieser Gene ist unerlässlich für das Leben. In unseren Zellen wird die DNA in Boten-RNA transkribiert. Die RNA übermittelt die Informationen an die Ribosomen in den Zellen; sie ähneln Minifabriken, die im sogenannten Translationsprozess eine Kette von Aminosäuren herstellen. Diese Ketten falten sich zu Proteinen, die für jedes Körpersystem lebensnotwendig sind.

DNA-Stränge können brechen und brechen auch tatsächlich – ja, Tausende jeden Tag –, doch der Körper versucht, den Schaden zu beheben. Zu diesen Brüchen kann es kommen durch mechanischen Stress auf die Zellen, durch ionisierende Strahlung, durch chemische Schädigung, zum Beispiel eine von ROS (reaktive Sauerstoffspezies) verursachte Schädigung durch freie Radikale. Wird die DNA geschädigt, kann genetische Information verloren gehen, die für die Bildung neuer Zellen wichtig ist.

Glücklicherweise verfügt der Körper über mehrere Mechanismen der DNA-Reparatur.

In der DNA-Doppelhelix können Brüche an einem Strang und an beiden Strängen auftreten. DMSO beschleunigt erwiesenermaßen die Reparatur eines Strangbruchs und es verhindert die Anfangsschädigung durch ionisierende Strahlung.[41] DMSO hilft, einer Strahlenschädigung vorzubeugen, indem es den Glutathionspiegel (GSH) erhöht. Falls der Spiegel der aktiven Form von GSH im Körper unter 70 Prozent sinkt, kommt es zu einer zellulären Fehlfunktion, die zu Krankheiten führt. GSH stellt sicher, dass durch Strahlung entstandene ROS die Zelle nicht schädigen können.

Es kann eine vernünftige Entscheidung sein, DMSO auf den Körper aufzutragen oder es innerlich einzunehmen, bevor man sich irgendeiner Maßnahme im Zusammenhang mit Strahlung unterzieht, um DNA-Schäden und die schädlichen Auswirkungen freier Radikale zu verhindern.[42] Außerdem kann die vor Strahlung schützende Wirkung von DMSO der Bildung von Geschwüren vorbeugen, die eine in der konventionellen Krebsbehandlung durchgeführte Strahlentherapie hervorrufen kann.

Auch nach einer Strahlenexposition hilft DMSO. Ich vertrete die Ansicht, wenn es zu einer Strahlenbelastung kommt, ist es umso besser, je schneller man DMSO anwenden kann. Bei geringeren Expositionen wie einer Computertomographie des Kopfes oder einer Mammografie verschreibe ich Folgendes:

Mischen Sie einen Teelöffel reines, 99,995-prozentiges DMSO in 150 ml destilliertes Wasser oder Saft. Trinken Sie diese Mischung täglich, und zwar sieben Tage hintereinander.

Bei einer stärkeren Strahlenbelastung wie einer Computertomographie des ganzen Körpers kann eine höhere Dosis DMSO eingenommen werden. Ich empfehle Folgendes:

Benetzen Sie den Körper so rasch wie möglich nach der Bestrahlung mit 80-prozentigem DMSO. Verdünnen Sie 30 ml reines DMSO mit 30 ml Wasser oder Saft. Trinken Sie diese 60 ml-Mischung zweimal täglich.

Die Kombination dieser beiden Behandlungen sollte die Strahlennebenwirkungen lindern und der geschädigten DNA bei der Heilung helfen. Allerdings ist die Vorbeugung mit DMSO viel wirksamer als der Versuch, den Schaden im Nachhinein zu beheben.

Stellen Sie sich vor, Beschäftigte in Atomkraftwerken, Strahlungstechniker, Flugbesatzungen oder Beschäftigte im Eisen- und Uranbergbau würden über DMSO aufgeklärt, wenn es im Rahmen einer Strategie für Gesundheit und Sicherheit am Arbeitsplatz zur Vorbeugung von Strahlenschäden herangezogen würde. Ich hoffe, jemand in diesen Industrien nimmt dieses erreichbare Ziel in Angriff.

Hemmt Bakterienwachstum

DMSO ist nachweislich bakteriostatisch, das heißt, es hemmt bakterielles Wachstum, sodass das Immunsystem angemessen mit der Situation umgehen kann. Wie man in einer Studie feststellte, hemmte eine 20-prozentige DMSO-Konzentration das Wachstum der Bakterien *E. coli*, *Staphylococcus aureus* und *Pseudomonas*.[43] Außerdem belegen Studien die antimykotischen und antiparasitären Eigenschaften von DMSO.[44]

Antibiotikaresistente Bakterien werden in Krankenhäusern zu einem stetig wachsenden Problem; sie erhöhen die Krankheitsfälle, die Krankenhausaufenthalte und führen zu teureren Behandlungen.[45] Viele Antibiotika greifen Bakterien an, indem sie ein für die Bakterien entscheidendes Protein deaktivieren. Gegen diese Angriffe werden Bakterien auf zwei Wegen resistent: Der eine ist durch genetische Veränderung; hierbei wird das Protein zu einer Mutation angeregt, sodass das Antibiotikum das Protein nicht mehr erkennt. Beim anderen Weg wird dieses Protein vermehrt hergestellt, sodass mehr davon vorhanden ist.

Wird DMSO mittlerweile resistenzbedingt unwirksamen Antibiotika zugegeben, kann sich deren antibiotische Wirkung wiedereinstellen, und das Medikament ist wieder wirksam gegen die Bakterien.[46]

Erweitert die Blutgefäße

Zu den wichtigen Eigenschaften von DMSO zählt seine exotherme Reaktivität, das heißt, es erzeugt Wärme, wenn es mit anderen Substanzen, vor allem mit Wasser, in Kontakt kommt. Nicht alle exothermen Reaktionen werden als therapeutisch angesehen, doch die Reaktionsfähigkeit von DMSO kann erheblich sein.[47] In einer Untersuchung wurde festgestellt, dass die lokale Anwendung von DMSO die Hauttemperatur erhöhte und ebenso die Temperatur der Gewebeschichten unter der Haut.[48] Daraus schlossen die Forscher, dass es sich dabei um eine Reaktion handelte, bei der die Zellen und Gewebe Wärme freisetzten, was auf eine Gefäßerweiterung hinweisen könnte. Damit ist auch die Rötung, die wir allgemein bei einer lokalen DMSO-Anwendung beobachten, Anzeichen einer Gefäßerweiterung.

Was ist eine Gefäßerweiterung und warum ist sie so wichtig? Einfach ausgedrückt stellen sich dabei die Blutgefäße weit. Dies geschieht automatisch, wenn Sie sich bewegen und Sport treiben, wenn Sie sich in einer heißen Umgebung aufhalten und sogar, wenn Sie Alkohol trinken. Die Gefäßerweiterung ist wichtig, weil sie den Blutdruck senken kann und gleichzeitig verschiedene Körperpartien stärker durchblutet werden.

Mit so vielversprechenden Eigenschaften sollte es nicht überraschen, dass DMSO als wirksame Vorbeugungsmaßnahme gegen Schlaganfälle eingesetzt werden kann und außerdem als Erste-Hilfe-Maßnahme bei einem akuten Schlaganfall. Genau diese Wirkung macht DMSO so beliebt bei der Behandlung von Kopfschmerzen und Schlaganfällen. Viele Herzprobleme sind darauf zurückzuführen, dass Gewebe nicht ausreichend mit Sauerstoff versorgt werden; Gefäßerweiterung und Sauerstoffversorgung gehen Hand in Hand. Diese können von einer ungenügenden Versorgung des Gewebes mit Sauerstoff (Hypoxie) oder einer vollständig fehlenden Sauerstoffversorgung (Anoxie) herrühren. Es gibt unterschiedliche Arten von Schlaganfällen. Ein ischämischer Schlaganfall wird durch schlechte Durchblutung oder Sauerstoffversorgung ausgelöst. Ein hämorrhagischer Schlaganfall wird durch eine starke Einblutung im Gehirn hervorgerufen. Im Fall eines ischämischen Schlaganfalls sollte DMSO als Erste Hilfe eingesetzt und hoch dosiert über eine Injektion oder oral verabreicht werden.

Es wird angenommen, DMSO könnte den Sauerstoffverbrauch senken, weil es eine hemmende Wirkung auf die Mitochondrien ausübt, das sind kleine Organe in der Zelle, die Energie in Form von Adenosintriphosphat (ATP) herstellen.[49] In einem Experiment glich erhöhte Glykolyse oder Zellatmung den Energieverlust aufgrund der verlangsamten oxidativen Aktivität aus, nachdem Gehirngewebe mit DMSO perfundiert worden war.[50] Der Körper beginnt, mehr Glukose zu verbrennen, um mehr Energie herzustellen und mehr Sauerstoff in den Blutkreislauf zu bringen. Somit gaukelt DMSO dem Körper vor, er habe nicht genügend Sauerstoff, und der Körper macht sich daran, mehr zur Verfügung zu stellen.

Fördert die Heilung von Wunden und Geschwüren

DMSO ist ausgezeichnet für die Wundheilung. Es verringert ROS, eine Ursache von Zellzerstörung, die zu abgestorbenem Gewebe (Nekrose) und zur Geschwürbildung führt. Bei Liegegeschwüren (Wundliegen), die auch als Druckgeschwüre bezeichnet werden, sind beispielsweise große Mengen freier Sauerstoffradikale vorhanden. Wenn DMSO schon früh verwendet wird, bevor es zu ausgeprägten Geschwüren kommt, lässt sich deren Bildung nachweislich völlig stoppen. Wird DMSO auf bereits vorhandene Liegegeschwüre aufgetragen, beschleunigt es die Heilung.[51] Oftmals ist das Problem beim Wundliegen die mangelnde Durchblutung eines geschädigten Areals, entweder äußerlich oder innerlich. DMSO setzt das Gewebe wieder instand, fördert die Durchblutung eines geschädigten Bereiches und führt andere Substanzen zu, die mit ihm zusammen die Gewebeheilung beschleunigen. Bei Liegegeschwüren verbessert DMSO die Blutversorgung der lokalen Blutgefäße und regt den Heilungsprozess an.

Geschwüre und Wunden sind spezielle Gewebeverletzungen, und DMSO lässt sich bei jeder Gewebeverletzung nutzen, die uns begegnet.[52] Eine solche Verletzung beginnt in der Regel aufgrund von Minderdurchblutung infolge ungesunder Ernährung, Vergiftung, entzündlichen Prozessen oder einer körperlichen Verletzung wie einem Unfall. Wie festgestellt wurde, lassen sich Sklerodermie, allergisches Ekzem, Kontaktekzem, rheumatoide Arthritis und Schmerzsyndrome erfolgreich mit DMSO behandeln, die alle gekennzeichnet sind durch eine Gewebeschädigung aufgrund einer lang bestehenden Entzündung.[53]

Kapitel 3

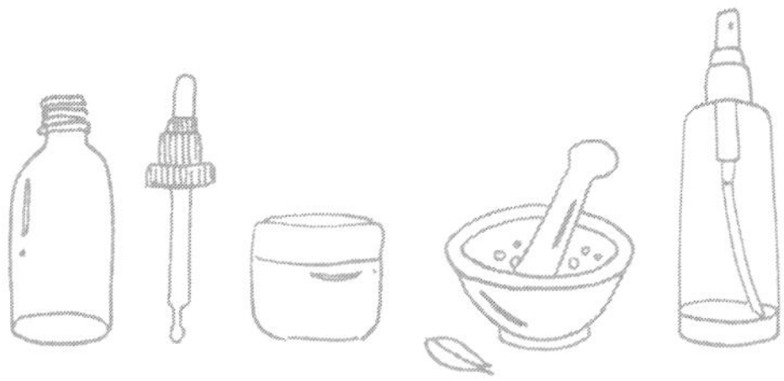

DMSO-Vorsichtsmaßnahmen

Wissen ist Macht. Die sachgemäße Verwendung von DMSO trägt zu einem erfolgreicheren Ergebnis mit bei. Die Wahrscheinlichkeit, dass DMSO schadet, ist zwar verschwindend gering, doch wir müssen mit jeder Art von Medizin immer weise und vorsichtig umgehen. Ich habe in dieses Kapitel so viele Details wie möglich aufgenommen, damit Sie sich gut informiert und deshalb sicherer im Umgang mit DMSO fühlen.

Hautreizung

Das häufigste Problem, von dem ich mit DMSO höre, ist eine vorübergehende Wärme, Rötung, ein Abschälen, Anschwellen oder Brennen, die es auf der Haut hervorrufen kann. Die meisten Nebenwirkungen sind ziemlich gering. Um sie weiter zu reduzieren, können Sie DMSO in niedrigerem Prozentgehalt verwenden. Sie können die in diesem Buch vorgeschlagenen Prozentgehalte immer an Ihren individuellen Hauttyp und Ihren Körper anpassen, je nachdem, welche Reaktionen Sie beobachten. Ein Punkt, der zu beachten ist: DMSO kann auch mit den Farben in Tattoos reagieren, deshalb darf es nicht auf tätowierte Körperstellen aufgetragen werden. Es kann die Farbstoffe tiefer in den Körper befördern, was nicht erwünscht ist, denn die meisten der Tätowierungstinten sind giftig.

Ein natürlicher Partner für DMSO ist die Sukkulente Aloe vera. Sie haben wahrscheinlich gesehen, dass Aloe vera bei Sonnenbrand eingesetzt wird, außerdem ist es für seine entzündungshemmenden Eigenschaften bekannt. Seine kühlende Wirkung gleicht die Hitze und Rötung aus, die DMSO hervorrufen kann. Häufig wird diese Kombination als DMSO-Gel verkauft, in dem Verhältnis 90 Prozent DMSO zu 10 Prozent konservierungsmittelfreiem Aloe-vera-Gelsaft. Auch wenn einige Menschen 90-prozentiges DMSO vertragen, finde ich diese Konzentration nicht unbedingt ideal. Im Allgemeinen ist für die lokale Anwendung meiner Ansicht nach zwischen 40- und 80-prozentiges DMSO am besten. Der untere Bereich dieses Spektrums ist empfehlenswert für Tiere oder auf empfindlichen Hautstellen wie im Gesicht; der obere Bereich dieses Spektrum eignet sich für dickere oder widerstandsfähigere Haut wie an den Fußsohlen.

Wie wir bereits wissen, verstärkt DMSO die Durchblutung der Haut (Gefäßerweiterung), was die auftretende Rötung erklärt, wenn die Substanz richtig dosiert wird. Diese Rötung lässt schnell wieder nach, gewöhnlich innerhalb von fünf bis zwanzig Minuten. Bitte beachten Sie, dass ich im Allgemeinen keine höheren als 80-prozentige DMSO-Konzentrationen für eine wiederholte Anwendung auf der Haut empfehle. Höhere Dosierungen können eine andersartige Rötung auslösen, die von einem Anschwellen und Dickwerden der Haut herrührt. Diese unerwünschte Nebenwirkung wird nachlassen und der Hautzustand wird sich einige Tage nach Absetzen des hochprozentigen DMSO wieder normalisieren.

Das Auftragen von 99,995 Prozent starkem DMSO auf die Haut hat durchaus seine Berechtigung, und ab und zu verwende ich es so, vor allem zur Behandlung von kleinen Wunden, Pickeln oder Narbengewebe. Ich habe schon viel Feedback zur unverdünnten Anwendung bekommen, und viele Menschen setzen es so äußerst wirksam ein. Doch um ein Abschälen und eine Verdickung der Haut zu verhindern, rate ich davon ab, DMSO wiederholt unverdünnt an derselben Hautstelle aufzubringen.

Die individuelle Empfindlichkeit gegenüber DMSO kann sich erheblich unterscheiden. Einige meiner Kunden und Klienten sagen mir, höhere DMSO-Prozentgehalte hätten bei ihnen keine Reizung verursacht. Andere hingegen hatten nach eigener Aussage große Schwierigkeiten mit Prickeln, Brennen und Jucken. Wie ich festgestellt habe, können Hormone die Empfindlichkeit beeinflussen. Je höher der Östrogenspiegel eines Menschen ist, desto empfindlicher ist er. Zum Beispiel können Frauen in den unterschiedlichen Phasen ihres Menstruationszyklus eine unterschiedliche Empfindlichkeit bei sich beobachten. Wenn Sie feststellen, dass eine 70-prozentige Lösung Sie zu stark reizt, verdünnen Sie um weitere 10 Prozent und testen Sie; testen Sie so lange, bis Sie einen Prozentgehalt finden, den Sie gut vertragen können. Als schwächste Lösung für die lokale Anwendung sollten Sie eine 40-prozentige nehmen. Denken Sie jedoch daran, dass bei extrem empfindlicher Haut auch ein Prozentgehalt von unter 40 erforderlich sein kann.

Wie mit jeder neuen Substanz ist es immer klug, erst einmal eine kleine Menge auf eine Probestelle aufzutragen, gewöhnlich an der Innenseite des Handgelenks. Daran erkennen Sie, wie empfindlich Sie auf DMSO und auf den jeweiligen Prozentgehalt reagieren. Rötung, Jucken, Prickeln oder Brennen jeglicher Art sollten nach ungefähr 10 Minuten abklingen. Bis die Rötung vollständig zurückgeht, kann es jedoch bis zu 20 Minuten dauern. Diese Zeitspanne braucht DMSO im Durchschnitt, um die Hautbarriere zu überwinden. Ich habe nie gelesen oder gehört, dass jemand von DMSO langfristig einen Hautausschlag bekam.

Saubere Haut

Stellen Sie bei lokaler DMSO-Anwendung sicher, dass die Haut an dieser Stelle sauber und nichts anderes auf der Haut aufgetragen ist, denn womit DMSO in Kontakt kommt, das kann potenziell in den Körper eingeschleust werden. Waschen Sie die Haut deshalb entweder mit einem sauberen Waschlappen, Seife und Wasser und duschen Sie vor der Anwendung. Als ersten Schritt vor einer DMSO-Anwendung sollten Sie sich immer gründlich waschen.

Nach dem Sport und wenn Sie schwitzen, waschen Sie erst die Schweißrückstände von der Haut, bevor Sie DMSO auftragen. Die Haut hat viele

Poren und ist ein Ausscheidungsorgan, über das viele Abfallstoffe nach außen transportiert werden, besonders über den Schweiß. Sie können davon ausgehen, dass Schweiß Giftstoffe enthält, die nicht wieder absorbiert werden sollten. Um auf Nummer sicher zu gehen, sollten Sie nach starkem Schwitzen duschen, bevor Sie DMSO benutzen.

Einmal reagierte eine Frau nach intensivem Sport auf mein DMSO-Spray, das die Haare nachwachsen lässt (siehe Rezeptur zur Pflege der Kopfhaut und für Haarwachstum in Kapitel 6). Sie hatte es, ohne sich Sorgen zu machen, fünf Tage lang benutzt, kam dann vom Laufen zurück und beschloss, es anzuwenden, während sie noch schwitzte. Als ihre Augen juckten und leicht anschwollen, setzte sie sich mit mir in Verbindung. Nachdem ich andere Dinge ausgeschlossen hatte, kam ich darauf, dass sie Toxine durch die Haut wieder aufgenommen haben musste, dadurch dass sie nach dem Sport DMSO auf ihre Haare aufgetragen hatte. Das war eine gute Lektion, um zweierlei zu verstehen: zum einen die Kraft des Körpers, Abfallstoffe auszuscheiden, und zum anderen, dass es DMSO ist, die sie wieder in den Körper transportiert.

Mechaniker, die Schmierfett an ihren Händen haben, oder alle Industriearbeiter, bei denen Rückstände auf der Haut bleiben können, müssen sehr darauf achten, ihre Hände richtig zu waschen. Das Waschen mit reiner Kokosölseife reinigt die Haut sehr wirkungsvoll von Schmierfett, Ruß oder anderem Schmutz. Wenn Sie mit DMSO lieber nicht direkt in Berührung kommen oder es bei jemand anderem oder einem Tier auftragen und selbst nichts davon aufnehmen wollen, dann tragen Sie es mit einem Pinsel mit Naturborsten oder mit Stoffstreifen aus Bio-Baumwolle auf. Achten Sie nur darauf, dass die Pinselborsten natürlich und nicht synthetisch sind, weil DMSO viele synthetische Materialien auflöst.

Entgiftungsreaktionen

Es ist klug, die DMSO-Anwendung langsam zu beginnen. Sobald Sie es auf der Probestelle erfolgreich ausprobiert haben, können Sie anfangen, DMSO nach dem Verfahren anzuwenden, das sich für Ihren spezifischen Gesundheitszustand am besten eignet (siehe Kapitel 4). Ihr persönlicher

Gesundheits- oder Krankheitszustand wird Ihre Heilreaktionen auf DMSO bestimmen.

Außerdem möchte ich Personen zur Vorsicht mahnen, die chemische Substanzen konsumieren in Form von verarbeiteten Lebensmitteln, gentechnisch veränderten Organismen (GMOs), Nahrungsmitteln, die mit Pestiziden/Herbiziden behandelt wurden, Personen, die Alkohol, Limonade, Koffein, raffinierten Zucker, Lebensmittelfarben und andere Lebensmittelzusatzstoffe sowie Tabak oder Cannabis konsumieren. Wenn sie mit der DMSO-Anwendung oder der seines Derivats Methylsulfonylmethan (MSM) (ein von der Stammsubstanz abgeleitete Substanz mit ähnlicher Struktureinheit, im Falle von MSM ist es Methylsulfon, Anm. des Verlags) beginnen, scheidet der Körper diese chemischen Substanzen schneller aus. Für die Ausscheidung von Giftstoffen ist vor allem die Leber das zuständige Organ. DMSO hochdosiert anzuwenden, wenn der Körper mit diesen Toxinen belastet ist, kann die enzymatischen Abläufe in der Leber überfordern. In diesem Fall können sekundäre Toxine erneut durch die Blutbahn und das Lymphsystem zirkulieren und Symptomen Vorschub leisten, die als Heilkrise bezeichnet werden (siehe Seite 25–26). Dazu zählen Abgeschlagenheit, veränderte Verdauung und Völlegefühl, Übelkeit, Kopfschmerzen, Hautausschläge und Stimmungsschwankungen. Haben sich in einem Körper sehr viel Toxine angesammelt, lässt sich eine Heilkrise nicht völlig vermeiden, sondern nur die Symptome verringern. Viel reines destilliertes Wasser oder mittels Umkehrosmose gefiltertes Wasser zu trinken, kann die Folgen ein Stück weit reduzieren. Idealerweise helfen der Leber Ausruhen und Fasten, die Aufgabe wirksamer zu erledigen.

Wie also entgiften DMSO und MSM den Körper? Der Körper nutzt die Schwefelbestandteile in diesen Substanzen auf vielfältige Weise. Einmal über die Leber, wie bereits erwähnt. Die Leber stellt mithilfe von DMSO Glutathion (GSH) her, ein sehr wirkungsvolles Antioxidans, das aus drei Aminosäuren besteht, also ein Tripeptid ist: Glutaminsäure, Glycin und Cystein. MSM, das aus DMSO gebildet wird, erhöht, wie in einer Studie nachgewiesen, den GSH-Spiegel um 80 Prozent, wovon der

Körper vielfältig profitiert.[54] Ein GSH-Mangel setzt die Zellen und die DNA dem Risiko einer oxidativen Schädigung aus.[55] In ausreichender Menge vorhanden, schützt GSH vor der Bildung freier Radikale, es lindert chronische Entzündungen, fördert die Herzgesundheit und hilft, Schwermetalle und andere Toxine aus dem Körper auszuleiten.

Der Geruch von DMSO

Reines DMSO ist fast geruchlos, doch sobald es mit anderen Substanzen gemischt wird, kann unser Geruchssinn den Schwefel erkennen. Und ist DMSO erst einmal im Körper, wird es verstoffwechselt oder abgebaut, wodurch sich seine Beschaffenheit ändert. Wenn DMSO durch einen als Reduktion bezeichneten Abbauprozess zu DMS (Dimethylsulfid) wird, dann gibt es den schwefelhaltigen Geruch ab, der nach Knoblauch, Zwiebeln oder Austern riecht. Die Menschen verstoffwechseln DMSO unterschiedlich, und das hängt von verschiedenen Faktoren ab, etwa dem Wassergehalt des Körpers. Einige riechen nicht nach DMSO, bei anderen hingegen ergreifen alle die Flucht! Ich habe schon viele Klagen über den Atem- oder Hautgeruch gehört, wenn Partnerinnen oder Partner DMSO benutzen, doch meist riecht der Atem am stärksten. Glücklicherweise lässt sich das auf dreierlei Weisen umgehen.

Eine Empfehlung, die ich ausspreche, ist, DMSO nur auf der Haut und MSM innerlich anzuwenden (siehe Kapitel 4 zu den Einzelheiten). Auch wenn man DMSO lokal aufträgt, kann man seinen Geschmack sofort im Mund spüren, aber der Geruch des Schwefelabbaus zu DMS über den Atem kommt nicht so stark zum Tragen. Oral verwendetes DMSO, etwa bei einer Zahnfleisch- oder Zahninfektion, kann einen „fauligen" Geruch hervorrufen. Dennoch kann die Anwendung von DMSO bei einer Mundinfektion trotz des Geruchs sinnvoll sein, weil sie das Bakterienwachstum hemmt. Falls der Geruch Sie selbst oder andere zu sehr stört, dann empfehle ich die Behandlungen abends vor dem Schlafengehen. Bis zum Morgen sollte der Geruch nachgelassen haben.

Ätherisches Wintergrünöl kann den Geruch von sich im Körper abbauendem DMSO ebenfalls verringern oder überdecken.

Ich rate, ein Mundwasser herzustellen, für das Sie 1 Tropfen Wintergrünöl in 30 ml Wasser geben. Schwenken Sie dieses Mundwasser 30 Sekunden lang im Mund und spucken Sie es dann aus. Schlucken Sie keine ätherischen Öle. Dieses Mundwasser können Sie bei Bedarf verwenden, um den Geruch zu mindern. Vergewissern Sie sich, dass das verwendete Öl zu 100 Prozent reines ätherisches Öl ist und kein Duftöl oder etwas anderes Künstliches.

Ich kann noch eine andere Hilfe anbieten. Sie basiert auf der zweistufigen Oxidationskette, die Enzymsysteme im Körper durchführen und bei der Methylsulfonylmethan (MSM) entsteht, das auch als $DMSO_2$ bezeichnet wird.[56] Im Labor wird für die Oxidierungsreaktion neben anderen Substanzen Wasserstoffperoxid eingesetzt. Meine Theorie ist nun folgende: Wenn man bei der innerlichen Einnahme von DMSO mehrmals täglich ein Mundwasser benutzt, fördert das den Oxidationsprozess und der Geruch lässt nach. Für dieses Mundwasser werden 30 ml reinem Wasser 5 Tropfen 3-prozentiges Wasserstoffperoxid in Lebensmittelqualität zugegeben. Das könnte Ihre Ehe retten! Achten Sie nur unbedingt darauf, niemals Wasserstoffperoxid in Lebensmittelqualität zu schlucken. Spucken Sie es immer aus.

Faszinierend am Geruch von DMSO sind nicht nur die Unterschiede bei Personen, die es einnehmen, sondern auch, wie unterschiedlich dieser von deren Umfeld wahrgenommen wird. Menschen mit einem erhöhten Kupferspiegel im Blut nehmen den Schwefelgeruch stärker wahr. DMSO hilft, überschüssiges Kupfer im Körper auszugleichen, indem es die Herstellung schwefelhaltiger Aminosäuren anregt und den Glutathionspiegel erhöht. Dadurch bindet es Kupfer und scheidet es aus. Je mehr Menschen in Ihrem Umfeld DMSO nehmen, desto besser ist es idealerweise für alle.

Ich werde häufig nach der Verwendung von geruchlosem DMSO gefragt. Jedes reine 99,995-prozentige DMSO ist für sich geruchlos, und es wird manchmal als „geruchlos“ gekennzeichnet, was die Leute dazu verführt, zu meinen, das hieße, sie würden nicht danach riechen, wenn sie es benutzen. Das ist nicht der Fall. Jede Firma, die behauptet, ihr DMSO sei

„geruchlos", wenn es verwendet wird, irrt sich. Wie oben erklärt, verändert DMSO, wenn es im Körper verstoffwechselt wird, seine Zusammensetzung, was zu dem Geruch führt. Keine Firma kann garantieren, dass dieser Geruch nicht auftritt, wenn Ihr Körper DMSO verstoffwechselt!

Der Geschmack von DMSO

DMSO ist ein wunderbares Molekül mit so großem Nutzen, doch es ist auch eine Schwefelverbindung – und Schwefel hat einen sehr bitteren Geschmack. Ich vergleiche ihn mit dem Geschmack von Gummiringen. Ich weiß, das klingt nicht so ansprechend, doch lassen Sie sich davon nicht abschrecken. Wegen all seiner Vorteile lohnt es sich auf jeden Fall.

Im Allgemeinen empfehle ich, DMSO in destilliertem Wasser und konservierungsmittelfreiem Aloe-vera-Gelsaft aufzulösen. Viele meiner Kunden und Klienten lösen ihre Dosis jedoch lieber in Orangen- oder Grapefruitsaft auf, um den Geschmack zu überdecken. Manche nehmen auch gern Tomaten- oder Traubensaft. Nach meiner Erfahrung leisten alle Säfte von Zitrusfrüchten oder Säfte mit intensivem Eigengeschmack gute Dienste.

Faszinierend ist, dass DMSO geschmeckt werden kann – und zwar praktisch sofort geschmeckt werden kann –, wenn es auf die Haut aufgetragen wird. Sobald DMSO im Blut aufgenommen ist, ist es innerhalb einer Stunde so ziemlich in jedem Organsystem. Da bleibt die Frage: Kommt der Geschmack daher, dass es vom Blut aufgenommen wird und der Geschmack über den Blutkreislauf zur Zunge und dann zu den Nerven gelangt, oder übermitteln die Geschmacksnerven ihn direkt ans Gehirn?

Pausieren mit DMSO

DMSO dünstet 24 bis 48 Stunden über die Hautporen aus, und es dauert ungefähr eine Woche, bis der Körper es vollständig ausgeschieden hat. Auch wenn die Sicherheitsbilanz von DMSO makellos ist, ist es klug, bei einer langfristigen Verwendung von DMSO Pausen einzulegen. In diesen

Auszeiten kann der Körper Abbauprodukte und Ansammlungen ausscheiden. Wenn Sie DMSO täglich verwenden, dann empfehle ich einen Tag Pause pro Monat. Nach sechs Monaten täglicher Anwendung nehmen Sie am besten eine Woche „frei“, damit die Rückstände ausgeschieden werden können. Ein anderer Tipp: Nehmen Sie DMSO anfangs täglich während der Wochentage und lassen Sie es am Wochenende weg.

Dosiergenauigkeit

Bei DMSO spielt die Dosis eine wichtige Rolle, und eine erfolgreiche Anwendung erfordert eine gewisse Selbsterziehung. Ich kann mir vorstellen, dass Sie diesen Eindruck beim Lesen dieses Buches schon gewonnen haben. Die DMSO-Prozentgehalte und Anwendungen variieren je nach den zu behandelnden Beschwerden. Klienten berichteten mir, sie nähmen täglich drei Tropfen DMSO in einem Glas Wasser und würden keinen Unterschied merken. Natürlich stellten sie da keinen Unterschied fest; diese Dosis ist viel zu niedrig. Auf diese Weise werden Tropfen nur eingesetzt, um die Resorption von Chlordioxid (CDL) zu erhöhen, worauf ich später noch eingehen werde. Andere Leute teilten mir mit, sie würden 99,995-prozentiges DMSO auf die Haut auftragen und keine Veränderungen bemerken. Das liegt daran, dass das nicht die richtige Anwendungsmethode ist. Eine wirksame äußerliche Anwendung erfordert eine 40- bis 80-prozentige Verdünnung von DMSO mit reinem Wasser. Bei einigen Krankheiten ist die Dosis niedriger, bei anderen höher. Das hängt von der Wassermenge ab, die DMSO braucht, um in die Gewebe einzudringen. Für Körperstellen mit geringem Wassergehalt, wie etwa Sehnen, ist es am besten, DMSO stärker zu verdünnen. In anderen Kapiteln dieses Buches helfe ich Ihnen, die jeweilige Dosierung zu ermitteln.

In unserer modernen materialistischen Welt neigen wir zu der Ansicht, mehr sei besser. Ich bitte Sie, dieses Denken bei bestimmten Arzneien außen vor zu lassen. Die Homöopathie ist ein klassisches Beispiel für „Weniger ist mehr“, doch dieses Konzept gilt auch für DMSO, wenn es um Prozentgehalte und Verdünnungen geht. Denken Sie daran, die besten Ergebnisse erzielen Sie, wenn Sie die richtige Dosierung für Ihre spezifischen Gesundheitsanliegen verwenden und dann konsequent sind.

Anwendung während der Schwangerschaft

Es gibt wenige Untersuchungen zur Verwendung von DMSO in der Schwangerschaft, aber da bereits kleine Mengen Alkohol und Koffein eine Fehlgeburt auslösen oder Geburtsschäden verursachen können, ist es klug, DMSO in der Schwangerschaft zu meiden. Ich kenne jedoch viele Frauen, die ihre ganze Schwangerschaft hindurch MSM eingenommen haben, wie ich selbst auch – ohne negative Folgen. Trotzdem ist es ratsam, bei unserem derzeitigen Kenntnisstand sowohl DMSO als auch MSM zu vermeiden, bis wir mehr wissen. Es ist in Ordnung, DMSO zu verwenden, wenn Sie verhüten und nicht versuchen, schwanger zu werden. Denn die Forschung zu den Auswirkungen auf das Stillen ist ähnlich dürftig, deshalb ist es am besten, DMSO auch während des Stillens zu meiden. Weil auch einige Lebensmittel, die wir essen, DMSO enthalten, ist zum Beispiel der Gebrauch einer Hautcreme mit 20-prozentigem DMSO oder weniger einmal täglich vertretbar.

Risiken für Kinder

Ich behaupte, DMSO kann man auch für Babys und Kinder benutzen, allerdings nur eingeschränkt. Es ist nicht zu empfehlen, Kindern DMSO zu spritzen oder die Substanz hochdosiert oder über lange Zeit anzuwenden. Auf diesem Gebiet gibt es keine stichhaltigen Belege.

In der Medizin wird DMSO zur Kryokonservierung von Organen und Stammzellen für Transplantationen bei Kindern (und Erwachsenen) herangezogen. Doch hohe Dosen und DMSO-Injektionen sind für Kinder nicht geeignet, weil sich ihr Nervengewebe rasch teilt.[57] Außerdem kann eine Transplantation von mit DMSO kryokonservierten Stammzellen bei Kindern eine Apoptose hervorrufen (eine Art von Zelltod); in einem Fall kam es zu einer reversiblen Leukoenzephalopathie (eine krankhafte Veränderung der weißen Hirnsubstanz).[58] Beachten Sie, dass der Zustand reversibel war. Vielleicht versuchte DMSO, den Körper vor fremden Zellen zu schützen, die ihm eine andere genetische Schädigung zufügten. Das Ödem in der weißen Substanz wurde bei einer 16-Jährigen beobachtet, die zahlreiche Chemotherapeutika im Blut und eine Operation hinter sich hatte. Arbeitete ihr Immunsystem fehlerfrei? Höchstwahrscheinlich nicht, denn sie kämpfte mit Krebs. Wir können hier nur spekulieren, da der Fall im Widerspruch zu dem unglaublichen Erfolg steht, den wir mit DMSO erleben. Bei meinem eigenen Kind habe ich niedrig dosiertes DMSO angewandt, zwischen 20- und 40-prozentiges DMSO als Lokaltherapeutikum und 80-prozentiges DMSO zur Eindämmung gegen Karies, und zwar mit großem Erfolg und ohne irgendwelche negativen Folgen. Ich sollte erwähnen, dass mein Kind keine verschreibungspflichtigen Medikamente einnahm. Doch wenn Sie mit dem Gedanken spielen, die Gesundheitspflege Ihres Kindes zu ändern, dann ziehen Sie unbedingt eine ausgebildete Gesundheitsfachkraft hinzu.

Mit verschreibungspflichtigen Medikamenten

Zumeist stehen ein ganzheitlicher Gesundheitsansatz und die Einnahme rezeptpflichtiger Medikamente im Widerspruch zueinander. Ein ganzheitlicher Ansatz arbeitet mit dem Körper, ist ihm behilflich, hört auf ihn, tankt ihn mit Nahrung auf, hilft ihm, zu dem zu steuern, was er bereits will, nämlich entgiften, und er unterstützt die Organsysteme. Eine konventionelle Herangehensweise wirkt dem Körper entgegen, bemüht sich sehr, seine Prozesse zu blockieren, maskiert Symptome und überdeckt Probleme. Pharmazeutische Medikamente mit natürlichen Heilmitteln zu mischen, kann viele Risiken aufwerfen, entweder weil sie gegenläufig oder weil sie zu stark synergistisch wirken.

Dazu ein Beispiel: Vergleichen Sie die Einnahme des pharmazeutischen Medikaments Metformin bei Typ-2-Diabetes während einer gleichzeitigen Entgiftung von Bauchspeicheldrüse und Leber (Behandlungen in einem ganzheitlichen Ansatz). Metformin schädigt diese Organe, doch das Entgiften hilft bei ihrer Wiederherstellung, das sind einander widersprechende, unvereinbare Wirkungen. Oder vergleichen Sie die Einnahme blutdrucksenkender Medikamente mit der Einnahme von Vitamin C, Omega-3-Fettsäuren und Magnesium, um dasselbe Ziel zu erreichen. Diese Nährstoffe verringern die Blutviskosität ganz natürlich und senken dadurch den Blutdruck sanft und natürlich. Doch die Blutdrucksenker mit diesen Nährstoffen zu kombinieren, könnte den Blutdruck zu stark senken.

DMSO verschafft allem, was Sie essen, trinken oder einnehmen, einen größeren Zugang in den Körper. Wir wissen noch nicht alles über diese Substanz, darum müssen wir immer auf Nummer sicher gehen, insbesondere wenn wir es mit einem verschreibungspflichtigen Medikament kombinieren. Die Kombination von DMSO mit natürlichen Arzneimitteln hingegen scheint die Wirkung von Vitaminen, Mineralstoffen, Pflanzenextrakten und Homöopathika zu verstärken, die sich als außerordentlich sicher bewährt haben. Medikamente hingegen schaden Organsystemen wie der Leber und den Nieren und erschöpfen zusätzlich die Nährstoffvorräte des Körpers, darum müssen wir hier vorsichtig zu Werk gehen.

DMSO und Alkohol

Als Erstes möchte ich hervorheben, wie wichtig es ist, keinen Alkohol zu konsumieren, wenn wir DMSO verwenden. Alkohol ist ein bekannter Krebserreger (Gruppe 1) und toxisch für die Leber, darum steht Alkoholtrinken im Gegensatz zu dem Ziel einer besseren Gesundheit. Dennoch gibt es über DMSO und seine Wechselwirkung mit Alkohol noch viel herauszufinden.

In den 1960er-Jahren wurden in einer Studie die Auswirkungen von Alkohol und DMSO in verschiedenen Kombinationen getestet, und dabei kamen ganz unterschiedliche Ergebnisse heraus, abhängig von dem Zeitraum, in dem beide (ein)genommen wurden.[59] Diese zeitliche Beziehung ist nicht nur faszinierend, sondern auch sehr aufschlussreich. Wurden DMSO und Alkohol gleichzeitig eingenommen, schützte DMSO den Körper vor der schädlichen Wirkung des Alkohols. Mäusen wurden tödliche Dosen Alkohol gleichzeitig mit DMSO verabreicht, woraufhin ihre Todesrate von 50 auf 37 Prozent zurückging. Bei nicht zeitgleicher

Anwendung zeigte sich die protektive Eigenschaft von DMSO jedoch nicht. Timing ist alles.

Als in einer anderen Studie DMSO und eine kleine Menge Cognac gleichzeitig eingenommen wurden, verschwand der knoblauchartige Geschmack von DMSO völlig.[60] Durch diese zufällige Entdeckung verstanden Forscher, dass Alkohol die Ausatmung des Abbauprodukts DMS hemmt. Wenn DMSO im Körper abgebaut wird, hemmt Alkohol also die Bildung von DMS. DMS erzeugt den unangenehmen Atemgeruch. Wenn der Alkohol eine Stunde nach der Einnahme von DMSO konsumiert wurde, trat das Gegenteil ein, dann waren Geruch und Geschmack sogar noch ausgeprägter. Wird Alkohol getrunken und verstreicht dann vor der Einnahme von DMSO noch einige Zeit, verflüchtigt sich der Alkoholgeruch aus der Atemluft, obwohl er chemisch noch in der Luft feststellbar ist. Wird zuerst DMSO eingenommen und dann Alkohol getrunken, hemmt DMSO die Leber-Alkoholdehydrogenase, ein Enzym, das Alkohol abbaut.[61]

DMSO wird seit den 1960er-Jahren in der Tiermedizin eingesetzt.[62] Ja, als die Substanz erstmals auftauchte, waren die Tierärzte recht fasziniert. Aus den späten 1990ern gibt es eine Geschichte eines Farmarbeiters in meiner Heimatprovinz Ontario, Kanada. Er rieb zwei Tage lang Pferde mit großen Mengen DMSO ein, und das mit bloßen Händen. Danach trank er innerhalb von sechs Stunden sechs bis sieben Flaschen Bier. Normalerweise hätte sein Körper den Alkohol in diesem Zeitraum abbauen können, doch damals wurde er von der Polizei angehalten, weil er auffällig fuhr, und er bestand den Alkoholtest nicht. Wenn dieser junge Mann noch mehr getrunken hätte, hätte er eine Alkoholvergiftung bekommen können.[63] Die Moral von der Geschichte: Trinken Sie nicht, wenn Sie DMSO verwenden!

Beachten Sie auch, dass sich DMSO auf andere Substanzen bzw. Medikamente genauso auswirkt, etwa auf Insulin, Kortikosteroide und Atropin. Bei richtiger Mischung kann die Wechselwirkung jedoch positiv sein, es wird dann weniger von der Substanz bzw. dem Medikament gebraucht und das angezielte Gewebe oder Organsystem besser erreicht.

Reaktionsempfindlichkeit mit Materialien

DMSO löst bestimmte Kunststoffe auf und reagiert mit verschiedenen Substanzen, wie etwa mit bestimmten Arten von Silikon.[64] Wichtig ist, DMSO nicht mit diesen Materialien zu mischen. DMSO ist sicher oder reagiert nicht mit folgenden Kunststoffen:[65]

- Polyethylen hoher Dichte (HDPE)
- Polyethylen niedriger Dichte (LDPE)
- Nylon
- Polyethylenterephthalat (PET)
- Polypropylen (PP)
- Polytetrafluorethylen (PTFE)

DMSO verträgt sich nicht oder nur teilweise mit:[66]

- Polykarbonat
- Polystyrol (PS)
- Polyvinylchlorid (PVC) – Hart- und Weich-PVC

Um es zu verallgemeinern, die meisten härteren Kunststoffe reagieren nicht mit DMSO, doch weichere wie Styropor (eine Verarbeitungsform von Polystyrol) reagieren sehr wohl. Die meisten Hersteller lagern DMSO mit einer Reinheit von 99,995 Prozent in Glas. Das ist auch meine Präferenz. In aller Regel versuche ich, soweit es sinnvoll ist, Glas für meine Rezepturen zu verwenden. Ich benutze durchaus auch PET-Behälter für DMSO-Mischungen mit 25 Prozent DMSO oder weniger, und wenn ich Polypropylen-Zerstäuber benutze, dann gehe ich möglichst nicht über eine 50-prozentige Lösung hinaus.

Falls Sie Silikonimplantate haben, rate ich von hohen DMSO-Dosierungen ab. Verwenden Sie DMSO niedrig dosiert und möglichst weit von der Implantationsstelle entfernt. Obwohl DMSO mit Silikon nur leicht reagiert, lässt man am besten Vorsicht walten.

Für alle, die in der Vergangenheit Botox im Gesicht oder an anderer Stelle verwendet haben, wird DMSO den Schaden heilen und die Wirkung verschwinden lassen. Falls Sie derzeit Botox verwenden, dann nehmen Sie kein DMSO!

Richtige Aufbewahrung

DMSO ist lichtempfindlich, darum ist es wichtig, es möglichst in einem dunklen Gefäß aufzubewahren, oder es zumindest nicht in direktes Sonnenlicht zu stellen. Ratsam ist ein dunkler, kühler Schrank und fern von anderen Substanzen.

Die ideale Aufbewahrungstemperatur liegt zwischen 15° und 30° Celsius. DMSO gefriert bei 18,5°, deshalb können Sie an einem kalten Tag bei Ihnen zu Hause feststellen, dass sich Ihr 99,995-prozentiges DMSO in wunderschöne Kristalle verwandelt hat! Gefrieren verändert oder schadet DMSO nicht. Wenn Sie es jedoch einsatzbereit haben wollen, müssen Sie es warm genug lagern. Ich bewahre DMSO am liebsten auf meinem Kühlschrank auf mit einem Teekannenwärmer darüber, um es vor Lichtschäden zu schützen.

DMSO ist hygroskopisch, das heißt, es zieht Wassermoleküle an, ein Prozess, den man als Adsorption bezeichnet. Dies ist ein weiterer Grund dafür, es in einem luftdichten Glasgefäß aufzubewahren. Falls Sie DMSO in einem offenen Gefäß stehen lassen, wird das Volumen bis zum nächsten Morgen zugenommen haben, weil DMSO das Wasser aus der Luft anzieht.

Andere Vorsichtsmaßnahmen

DMSO kann die Wundheilung beschleunigen und die Bildung von Narbengewebe verringern, auch wenn einige sagen, man sollte es bei infizierten Wunden nicht verwenden. Bei meiner umfangreichen Recherche konnte ich keinen Beleg finden, der diese Vermeidung rechtfertigt. Wie wir wissen, ist DMSO bakteriostatisch, verhindert also die Vermehrung von Bakterien, deshalb sollte man sich keine Sorgen machen, dass die Wunde durch DMSO infiziert wird. In einer argentinischen Studie stellte man fest, dass DMSO in Verbindung mit antibiotischen und entzündungshemmenden Wirkstoffen bei den Testpersonen die meisten infizierten Hautgeschwüre heilen konnte.[67] Diese Ergebnisse waren vielversprechend! Behalten Sie bitte unbedingt im Gedächtnis, dass das Auftragen auf tiefe Wunden schmerzhaft sein kann, doch der Schmerz lässt bald nach. Wenn Toxine von Verätzungen, Gifteiche oder Giftefeu mit im Spiel sind, dann können sie durch DMSO möglicherweise in den Körper eindringen. Daher ist es ratsam, DMSO in diesen Situationen nicht anzuwenden. Gewarnt wird auch vor der Benutzung bei Insektenstichen.

Mit DMSO bei Infektionen habe ich auch eigene Erfahrungen. Ein Mann, mit dem ich arbeitete, hatte ein Verletzung am Fußrücken. Sein Schuh rieb ständig an der Stelle, weshalb die Stelle nicht heilte. Sie schwoll so stark an und entzündete sich so sehr, dass er seinen Schuh nicht mehr anziehen konnte. Ich riet ihm, ein Produkt aufzutragen, das ich herstelle; es besteht aus einer 80-prozentigen DMSO-Lösung mit hinzugefügten Nährstoffen und Aloe vera. Das tat er und er teilte mir mit, dass die Schwellung innerhalb einer Stunde nach der Anwendung zurückging und er am nächsten Morgen seinen Schuh wieder anziehen konnte. Die Wunde heilte sehr schnell ohne Narbe ab. Das Ausmaß seiner Heilung beeindruckte ihn sehr, insbesondere weil die Wunde vollkommen offen gewesen war.

Als ich mit der Anwendung von DMSO begann, trug ich jeden Abend nach dem Waschen eine 80-prozentige DMSO-Rezeptur mit Aloe und zugesetzten Nährstoffen auf Gesicht und Hals auf (sie enthielt Jod, Vitamin C, MSM und den gesamten Vitamin-B-Komplex und Magnesium). Binnen zwei Tagen hatte ich etwas, was ich für eine Zyste oder einen Aknepickel auf meinem Hals hielt, genau über den Nebenschilddrüsen, die auf der Schilddrüse sitzen. Das fand ich seltsam, weil ich nie einen solchen Fleck an meinem Hals gehabt hatte, doch ich benutzte DMSO weiter. Am dritten Tag vergrößerte sich die erhabene Stelle, ging auf und es trat etwa zehn Tage lang eine Quark-ähnliche Substanz aus. Ich hatte vorher nie irgendetwas Ähnliches erlebt. Ich war nicht beunruhigt, sondern blieb dran und trug weiter DMSO auf. Die Absonderung hielt an. Die

Stelle schmerzte nie und entzündete sich nie. Dann trat nichts mehr aus, sie begann zu heilen und war wenige Wochen später verschwunden, als ob nie etwas gewesen wäre: keine Narbe, keine Farbveränderung. Ich glaube, durch das DMSO konnten meine Nebenschilddrüsen eine Art Gift ausscheiden und sich direkt über die Haut heilen, was in diesem Fall der effizienteste Ausscheidungsweg war.

Ich wunderte mich darüber, es war eine meiner ersten Erfahrungen mit DMSO, und ich war vollkommen fasziniert von einer Substanz, die irgendwie einen sehr hohen Grad an Komplexität aufwies.

Bei meinen Anfangsexperimenten mit DMSO musste ich noch einmal Lehrgeld bezahlen. Ich hatte meine Hände mit viel DMSO eingerieben und dann meine Zunge berührt, um den Geschmack festzustellen. Gleich danach entfernte ich den Rost von etwas und irgendwie schaffte ich es, innerhalb weniger Minuten nach der DMSO-Anwendung Rost auf meine Zunge zu bekommen. Ich schüttelte den Kopf über meine eigene Dummheit, doch aus diesem Zufallsexperiment lernte ich etwas sehr Wertvolles. Ich konnte die rostigen Ausblühungen (von Aluminium) schmecken, und meine Zungenspitze wurde pelzig. Das DMSO hatte dem Rost den Weg in meine Gewebe ermöglicht! So wirkungsvoll ist diese Substanz. Um gegen diese pelzige Wirkung anzugehen, beschloss ich, in Wasser aufgelöstes CDL (Chlordioxid, Anm. des Verlags) zu trinken, was bei mir am Ende wirkte. Ich möchte Sie darauf aufmerksam machen, dass die FDA den Gebrauch von CDL nicht billigt, doch ich ermuntere Sie, sich näher über CDL zu informieren, indem Sie die Forschung von Dr. Andreas Kalcker und Jim Humble lesen. Ich weiß, viele Leser dieses Buches haben wegen CDL zu DMSO gefunden, und ich glaube wirklich, dass Sie damit zwei der wirksamsten Heilmittel auf der Erde mit einem breiten Anwendungsspektrum gefunden haben. Ich animiere Sie, weiter zu forschen, sich schlau zu machen, und dieses wichtige Wissen weiterzugeben.

Es ist ratsam, DMSO nicht in unmittelbarer Nähe zu jeglichen toxischen Substanzen aufzubewahren, weil DMSO jene Stoffe absorbieren könnte. Lagern Sie es auch nicht in der Nähe von Jod, da das DMSO „gelb färben“ kann. Meiden Sie toxische Substanzen und stellen Sie sicher, dass Sie vollkommen natürliche Pflegemittel, Makeup, Lotionen etc. verwenden.

Lassen Sie sich nicht von der Angst daran hindern, DMSO überhaupt zu verwenden. Ergreifen Sie einfach Vorsichtsmaßnahmen, wandeln Sie die Anwendungen auf der Grundlage Ihrer eigenen Erfahrungen ab und warten Sie nach dem Auftragen von DMSO eine gewisse Zeit, bis Sie bedenkliche Substanz benutzen (wie Parfüm oder andere nicht-natürliche Schönheitsprodukte). DMSO wird innerhalb von zehn Minuten aufgenommen, doch seine Wirkung auf die Hautbarriere kann zwischen einer und drei Stunden anhalten, je nach Ihrem Hautton und Ihrem Hauttyp. Das heißt, in dieser Zeit ist die Barriere offener für eine Resorption. Falls Sie versehentlich etwas Giftiges auf sich verschütten, waschen Sie es sofort mit Wasser ab.

Ebenso rate ich von einer lokalen DMSO-Anwendung ab, bevor Sie in einem Schwimmbecken mit gechlortem Wasser schwimmen. Schwimmbecken werden in der Regel mit Natriumhypochlorit oder gewerblichem Bleichmittel gereinigt, bei deren Abbau viele Zwischenprodukte entstehen. Mit einer durchlässigen Hautbarriere ist der Körper anfällig für diese toxischen Abbauprodukte. Duschen Sie sich nach dem Schwimmen in einem Schwimmbecken gründlich und warten Sie mindestens eine Stunde, bevor Sie DMSO verwenden.

Reaktionen auf DMSO

Sehr wichtig ist, mit der DMSO-Anwendung sofort aufzuhören, falls Sie irgendwelche Symptome einer allergischen Reaktion verspüren. Darunter zählen Schwierigkeiten mit dem Atmen oder Kurzatmigkeit, Jucken, ein Anschwellen des Gesichts, Hautausschlag oder Nesselausschlag. Diese Symptome bedeuten, dass der Körper nicht angemessen reagieren und die von DMSO angeregten Prozesse nicht ausführen kann. In einem solchen Fall ist eine gewisse Entgiftung erforderlich, bevor Sie DMSO wieder nehmen können. Sie können es sich so vorstellen, als wolle der Körper ein Gift ausscheiden, das nirgendwo hinkann! Was würde da passieren? Der Körper würde den Stoff als Gift identifizieren und sicherstellen, dass er keinen weiteren Schaden anrichtet. Und damit dieser Prozess abläuft, müsste er Blut in diese Region transportieren.

Histamin ist eine Verbindung auf Stickstoffbasis, die Entzündung fördert und die Gefäße erweitert (die Durchblutung erhöht). Es wirkt auch als Neurotransmitter, schickt also Informationen ans Nervensystem. Ihr Körper arbeitet daraufhin, das Problem zu verstehen und rasch zu lösen.

Manche Menschen bilden viel Histamin, was lebensbedrohliche Folgen haben kann. Doch es gibt ein einfaches, natürliches Antihistaminikum, das Sie, falls Sie zu Allergien neigen, schon im Voraus herstellen können. Diese Rezeptur stammt von Dr. Janice Joneja, die mehr als 30 Jahre Erfahrung hat auf dem Gebiet biochemischer und immunologischer Reaktionen rund um Nahrungsmittelallergien und Nahrungsmittelunverträglichkeiten.[68]

Natürliches Antihistaminikum

2 Teelöffel Natriumbicarbonat (Natron, kein Backpulver)
1 Teelöffel Kaliumbicarbonat (erhältlich in den meisten Apotheken, die Rezepturarzneimittel herstellen. Falls notwendig, kann Weinstein verwendet werden)

Vermischen Sie die Bestandteile gut und bewahren Sie sie in einem luftdichten Gefäß auf. Wenn Sie die Mischung einnehmen wollen, lösen Sie einen halben Teelöffel in warmem Wasser vollständig auf und trinken Sie sie. Dann sollten die Symptome ziemlich rasch vergehen. Falls die Symptome nicht vollständig zurückgegangen sind, können Sie 20 bis 30 Minuten später eine zweite Gabe einnehmen. Wiederholen Sie den Vorgang in den folgenden 24 Stunden nicht mehr. Diese Mischung lässt sich auch zu einer Paste verarbeiten, die Sie auf die Haut reiben und dort belassen können, bis sie zergeht.

Hinweis: Natron wird zwar häufig in Entgiftungsbädern verwendet, doch üblicherweise nicht mit Kaliumbicarbonat. Es ist wichtig, dass in dieser Rezeptur beide Bestandteile enthalten sind.

Ich hoffe, es hat Ihnen Spaß gemacht, in den bisherigen Kapiteln etwas über DMSO zu erfahren. Sie sollten mittlerweile ein gutes Verständnis von DMSO haben, von seinen Eigenschaften und Möglichkeiten. Ich hoffe auch, Sie empfinden ein gewisses Vertrauen zu DMSO und seiner sicheren Anwendung. Wir machen jetzt weiter mit den Behandlungsplänen und Rezepturen, damit Sie DMSO in vielen Heilanwendungen souverän und praktisch nutzen können.

Kapitel 4

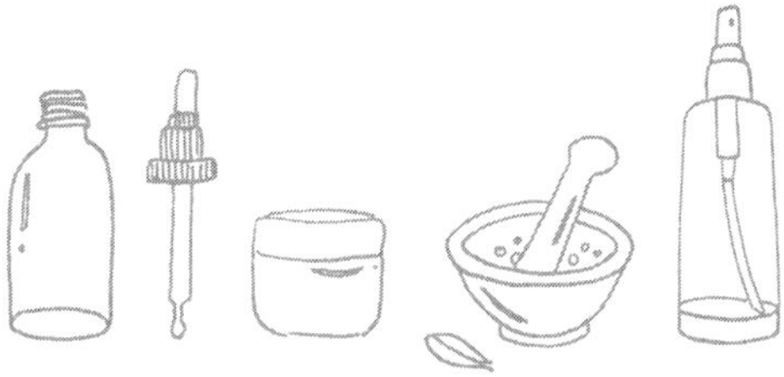

Wie Sie DMSO anwenden können

Weit über 100.000 Artikel wurden über die medizinischen Einsatzbereiche von DMSO geschrieben, und über 30.000 Mal findet es sich auf PubMed.gov, eine von der U.S. National Library of Medicine betriebene Datenbank. Das macht DMSO zu einer der am umfassendsten untersuchten Substanzen, die wir kennen. Es ist schade, dass der Nutzen von DMSO trotz all dieses verfügbaren Wissens immer noch nicht weiter bekannt ist.

In diesem Kapitel konzentriere ich mich auf die Anwendung von DMSO bei häufigen Beschwerden, doch DMSO lässt sich in vielfältigen Situationen nutzen. Ich selbst denke bei fast jedem Befinden sofort an DMSO. Es ist wirklich ein wirksames Heilmittel, doch um die besten Ergebnisse zu erzielen, sollte es mit Weisheit und Kenntnis genutzt werden.

Es gibt viel mehr Protokolle (dieser Begriff wird in der Medizin häufig definiert als detaillierter Behandlungsplan) für die DMSO-Anwendung, als ich hier in diesem Buch vorstelle. Ich konzentriere mich auf die häufigsten und wichtigsten Behandlungen und habe nur einige weniger bekannte mit aufgenommen. Bevor Sie DMSO zu Hause in Ihre Erste-Hilfe-Behandlungen aufnehmen, ist es wichtig, dass Sie alles sorgfältig lesen und sicherstellen, dass Sie die Dosierungen und die

Vorgehensweisen verstehen. Darüber hinaus ist es immer am besten, sich mit Ihrem ganzheitlich ausgebildeten Behandler zu besprechen, bevor Sie etwas an Ihrer Gesundheitspflege ändern.

Lassen Sie uns zuerst vorab einige Hinweise durchgehen:

- Sie können viele Lösungen, die ich in diesem Buch anführe, im Voraus herstellen. Beschriften und datieren Sie dabei die Gefäße immer, vorzugsweise mit einem Aufkleber und einem Permanentmarker.
- Denken Sie daran, dass DMSO sowohl äußerlich als auch innerlich angewandt werden kann, besonders wenn Sie die Mundhöhle, Magen, Speiseröhre oder den Darm behandeln (bei einem Einlauf korrekt verdünnt), denn durch diese Gewebe wird es zuerst resorbiert werden.
- Um eine nach Austern riechende Ausatmung zu vermeiden, empfehle ich, alle 12 Stunden ½ bis 1 Teelöffel einer MSM-Nahrungsergänzung oral einzunehmen (die finden Sie im Internet oder in den meisten Naturkostläden) und DMSO lokal aufzutragen.
- Im Reinzustand kann DMSO lokal verwendet werden, doch wiederholtes Auftragen in derselben Region verdickt die Haut, und sie wird sich schälen. Im Allgemeinen empfehle ich keinen so hohen Prozentgehalt. Bitte beziehen Sie sich auf die Tabelle „DMSO Konzentrationen" auf Seite 64 für ausführlichere Informationen zu den unterschiedlichen Prozentgehalten.
- Achten Sie darauf, dass Ihre Haut sauber und frei von Giftstoffen ist, bevor Sie DMSO auftragen. Duschen Sie entweder oder waschen Sie die Stelle mit einer natürlichen Seife und Wasser. Falls Sie Ihrem Gefühl nach zu viel DMSO aufgetragen haben, waschen Sie die Körperstelle mit reinem Wasser (nicht Leitungswasser, sofern es nicht gefiltert ist), das wird alles noch auf der Haut befindliche DMSO entfernen. Bedecken Sie die frisch behandelte Region nicht mit Kleidung. Denken Sie daran, DMSO ist ein wirkungsvolles Lösungsmittel, es wird die Farbe aus Ihrer Kleidung ziehen und sie in Ihrer Haut ablagern. Warten Sie nach der Anwendung 20 Minuten, bevor Sie sich anziehen und wischen Sie vorher alle Reste gründlich ab.

- Tragen Sie keine künstlichen Duftstoffe (zum Beispiel Parfüm, Kölnischwasser, Körperlotion, Rasierwasser, Haarspray oder Duftstoffe auf der Kleidung von Waschmitteln, Weichspülern oder Trockentüchern), wenn Sie DMSO verwenden. Synthetische Duftstoffe werden über die Haut in den Körper aufgenommen, außerdem atmen Sie sie ein. Ihr Ziel ist, Ihrer Gesundheit zu nützen, deshalb ist es kontraproduktiv, sich selbst mit synthetischen Düften und Materialien zu vergiften, wenn Sie versuchen, sich selbst zu heilen.
- Trinken Sie keinen Alkohol, wenn Sie DMSO verwenden. Falls Sie rauchen, schränken Sie Ihre DMSO-Anwendung ein oder hören Sie auf, zu rauchen. Zigaretten enthalten über 4000 chemische Stoffe, darum sind negative Wechselwirkungen mit DMSO möglich.
- Sie können DMSO mit den Händen auftragen, mit einer Bürste mit Naturborsten, einem Baumwolltupfer, Wattebausch oder mit Streifen eines Baumwollstoffes. Tragen Sie keine Plastik- oder Gummihandschuhe, denn DMSO löst diese Materialien auf. (Falls Sie Handschuhe aus einem anderen Material tragen wollen, testen Sie sie zuerst, indem Sie sie 24 Stunden in DMSO einweichen und dann auf Schäden prüfen.) Tragen Sie außerdem keinen Nagellack, wenn Sie DMSO mit den Händen auftragen.
- Beginnen Sie immer mit einer kleinen Menge DMSO und prüfen Sie an dieser Stelle Ihre Reaktion. Arbeiten Sie sich systematisch an die empfohlene Dosierung heran. Lokal können Sie ungefähr 2 Teelöffel oder 15 ml pro Tag verwenden. Denken Sie daran, mehr ist nicht immer besser, doch konsequentes Dranbleiben wird Ergebnisse liefern.
- Falls irgendeine Rötung oder ein Brennen auftreten, ist Aloe vera Ihre Freundin. Halten Sie konservierungsmittelfreien Aloe-vera-Gelsaft bereit; den können Sie verdünnt nehmen oder damit die Haut nach einer lokalen DMSO-Anwendung beruhigen. In der Regel brennt es, wenn DMSO mit etwas anderem vermischt wird, etwa einem Nährstoff oder sogar dem Salz auf der Haut.
- Wenn Sie DMSO gegen Schmerzen benutzen, tragen Sie es lokal auf, aber achten Sie darauf, dass nicht nur die betroffene Stelle damit in

Kontakt kommt, sondern großzügig auch das Gebiet ringsum. Setzen Sie DMSO bei einer Verletzung oder einer Wunde sofort ein, da es einer nachhaltigen entzündungsbedingten Schädigung vorbeugen kann. Diese Vorgehensweise beschleunigt die Heilung rasch, deshalb gilt für alle Beschwerden: Je eher Sie DMSO anwenden, desto besser.

Tabelle der DMSO-Konzentrationen

99,995 % Die höchste Konzentration pharmazeutischer Qualität sollte nicht zu Hause in Erste-Hilfe-Situationen eingesetzt werden. Es lässt sich zwar nur in Notsituationen unverdünnt auf die Haut auftragen, doch das sollte nur mit der Unterstützung eines Naturheilkundlers geschehen. Denn dabei rötet sich die Haut, bildet Quaddeln und juckt. Wiederholt an derselben Stelle aufgetragen, verdickt sich dort die Haut, sieht ledrig aus und schält sich schließlich ab. Diese Nebenwirkung hört auf, sobald die DMSO-Anwendung abgebrochen wird, die Haut nimmt dann wieder ihr normales Aussehen an und ist häufig in einem besseren Zustand als vorher.

90 % Diese Konzentration wird oftmals in Naturkostläden verkauft, entweder mit destilliertem Wasser verdünnt oder mit konservierungsmittelfreiem Aloe-vera-Gel. Auch bei dieser Konzentration kann es zu Rötung, Brennen und Jucken kommen. Wichtig ist, zu beachten, dass dieser Prozentgehalt für bestimmte Hauttypen zu intensiv sein kann. Bei wiederholtem Auftragen dieser Stärke kann sich die Hautstruktur ebenfalls verdicken und ledrig werden. Verwenden Sie diese Konzentration nicht auf empfindlicher Haut wie im Gesicht. Wie bereits erwähnt, empfehle ich in der Regel Prozentgehalte zwischen 40 und 80 Prozent; und ich rate im Allgemeinen davon ab, eine 90-prozentige Konzentration zu Hause zu verwenden.

80 % Dieser Prozentgehalt ist wirksam, wenn er vermischt mit destilliertem Wasser oder konservierungsmittelfreiem Aloe-vera-Gelsaft auf die Haut aufgetragen wird. Das ist außerdem ein optimaler Prozentgehalt, wenn DMSO mit anderen Nährstoffen wie Vitaminen, Mineralstoffen oder Pflanzenextrakten gemischt wird. Und es ist ein idealer Prozentgehalt als Lokaltherapeutikum bei Muskelverletzungen.

70 % Ideal für Menschen, die die 80-prozentige Verdünnung als für die lokale Anwendung zu stark empfinden. Auch hervorragend, um DMSO-Mischungen herzustellen. Mit zugefügtem destilliertem Wasser ist dies ein wunderbarer Prozentgehalt für die Anwendung bei Schmerzen. Bei diesem Prozentgehalt kann DMSO tiefer in den Körper eindringen, weil hier Wasser als Transporthilfe genutzt wird, um tiefer in Gewebe vorzudringen. Dieser oder ein niedrigerer Prozentgehalt eignen sich am besten für die lokale Anwendung für Sehnen, Bänder, Nerven, Knochen oder jede Körperpartie mit geringerem Wassergehalt.

60 % Der Prozentgehalt für die lokale Anwendung auf empfindlicherer Haut oder bei Personen, die empfindlich auf DMSO reagieren. Die Verwendung ist ähnlich wie bei den 70- und 80-prozentigen Verdünnungen.

50 % Dieser Prozentgehalt ist maximal, wenn er für Kopfhaut, Augen und Ohren verwendet, eingenommen und in einem Zerstäuber benutzt werden. Für diese Körperbereiche kann er sich nach wie vor intensiv anfühlen, deshalb empfiehlt es sich, erst mit einer schwächeren Verdünnung anzufangen, um die Empfindlichkeit zu testen oder um sich langsam an eine 50-prozentige Dosierung heranzuarbeiten. Dies ist auch die Maximaldosis für die orale Verwendung. Diese Konzentration kann auf Wunden aufgetragen werden, und sie lässt die Haare nachwachsen oder kräftiger werden.

40 % Diese Verdünnung ist sicher für die Augen (hergestellt mit einer Kochsalzlösung) und die Ohren. Ich empfehle sie als den Prozentgehalt für die Verwendung im Gesicht und an anderen empfindlichen Hautpartien.

30 % Diese Verdünnung kann ebenfalls für Gesicht, Augen, Ohren eingesetzt und auch eingenommen werden.

20 % Dies ist die Anfängerdosierung für Augen- und Ohrentropfen. Dieser Prozentgehalt ist auch sicher für Tiere und Kinder und ein hervorragender Ausgangspunkt, um die Empfindlichkeitsreaktion an einer Hautstelle zu testen.

10 % Verwenden Sie diese Konzentration, wenn Sie die Aufnahme von Flüssigrezepturen erhöhen wollen. In dieser niedrigen Konzentration wird DMSO therapeutisch nicht genutzt. In dieser oder einer schwächeren Konzentration wird es mit einer Chlordioxidlösung vermischt.

Schmerzen

Zuallererst hilft DMSO ungemein bei Schmerzen. Wenn Leute mich nach DMSO und seinen Anwendungen fragen, sage ich ihnen mit als Erstes, dass es ein wirksames Schmerzmittel ist.

DMSO lindert die meisten Schmerzarten: Muskelschmerzen, verletzungsbedingte Schmerzen, Zahnschmerzen, Nervenschmerzen, Druckschmerz und alle entzündungsbedingten Schmerzen. Das heißt nicht, dass es immer und in jeder Situation bei jedem Schmerz hilft. Die Ergebnisse können variieren, und natürlich ist auch jeder Körper anders. Wenn es um Schmerzbehandlung geht, wird DMSO am besten in Verbindung mit einer anderen Substanz eingesetzt. Als Kombination bietet sich CBD-Öl (Cannabidiol, siehe Seite 94 für weitere Informationen) bei Muskelschmerzen und Übelkeit an; oder es wird mit Arnika gemischt (*Arnica montana*) als Lokaltherapeutikum zur Linderung von Muskelschmerzen. Denn wie wir aus dem Abschnitt über die Eigenschaften von DMSO bereits wissen, ist DMSO ein transdermaler Wirkstoff ist, der die Resorption anderer Substanzen unterstützt.

Bei Schmerzen aufgrund von Fibromyalgie (FM) rate ich, mit einer sehr niedrigen Dosierung zu beginnen. Wenn Menschen mit FM-Schmerzen mit DMSO anfangen, durchleben sie eine Entgiftungsreaktion, bei der es ihnen anfangs schlechter gehen könnte. Steter Tropfen höhlt den Stein. Gewöhnlich schlage ich 1 Teelöffel einer natürlichen Creme vor, wie meine DMSO Peace Cream, die Sie auf meiner Website finden. Sie enthält ungefähr 10 bis 15 Prozent an DMSO für die lokale Anwendung zwei- oder dreimal täglich. Wird das gut vertragen, kann mehr verwendet werden.

Personen, die durch Gürtelrose bedingte Schmerzen haben, sollten vorsichtig sein und ebenfalls langsam beginnen, weil DMSO sogar einen Ausbruch hervorrufen kann, denn es unterstützt den Körper ja, Gifte auszuscheiden. Bei Gürtelrose ist der einfachste Weg manchmal über die Haut. Ich sage all meinen Klienten: Ausdruckserscheinung ist Heilung. Der Körper möchte sich von etwas Unerwünschtem befreien, und DMSO kommt dem entgegen. Nach meiner persönlichen Ansicht wirken bestimmte Medikamente oder Therapien nur als Notlösung oder unterdrücken Symptome. Eine behutsame Arbeit mit DMSO oder MSM hilft, das auszuleiten, was der Körper loswerden will, und dafür lohnt sich ein vorübergehendes Unwohlsein; das Risiko eines erneuten Auftretens ist gering oder gleich null. In diesen Fällen ist es ratsam, mit einem qualifizierten Behandler zu arbeiten, der mit DMSO und anderen natürlichen Therapien vertraut ist.

DMSO ist ein echtes Analgetikum (eine schmerzlindernde Substanz) und es wirkt sehr rasch. Bei einigen Medikamenten, die Schmerz betäuben, treten Nebenwirkungen wie Benommenheit, Empfindungsstörungen und Übelkeit auf. DMSO ruft keine dieser unerwünschten Wirkungen hervor. Außerdem entwickelt der Körper keine Toleranz gegenüber DMSO, sodass Sie es nicht immer höher zu dosieren brauchen. Ja, wie ich festgestellt habe, scheint es das Gegenteil zu bewirken. Im Laufe der Zeit wird weniger benötigt, um „die Arbeit zu erledigen". DMSO lindert Schmerzen ungefähr sechs Stunden lang. Darum eignet es sich gut für chronische und für akute Schmerzen, und je früher es aufgetragen wird, desto besser.

Achten Sie darauf, DMSO, sei es als Flüssigkeit, als Creme oder Gelpräparat, großflächiger als nur direkt auf die Schmerzstelle aufzutragen, so wirkt es viel besser.

Verbrennungen

Meiner Meinung nach sollten Notaufnahmen für ein breites Spektrum an Notfällen gut mit DMSO ausgestattet sein. Verbrennungen zu heilen stellt die moderne Medizin weiterhin vor große Herausforderungen. Auf die Haut aufgetragen, verringert DMSO erwiesenermaßen Schmerzen, lässt Schwellungen zurückgehen und fördert die Heilung von Wunden und Verbrennungen.[69] DMSO wirkt lokal betäubend, das heißt, es kann alle Schmerzempfindungen blockieren. Wenn Sie sich verbrannt haben, sollten Sie unverzüglich medizinische Hilfe suchen, doch ich erkläre nachher ein wenig, wie DMSO die Heilung von Verbrennungen fördern kann.

Es kann zudem Hautzellen aktivieren, was eine Verletzung blockierter oder geschädigter Blutgefäße mildert, die keinen Sauerstoff transportieren können.[70] Eine beeinträchtigte Blutversorgung ist ein Problem, denn je länger dem Hautgewebe Sauerstoff und Nährstoffe fehlen, desto größer ist der Schaden und desto länger dauert die Heilung. DMSO beschleunigt die Heilung, indem es Gewebe mit Sauerstoff versorgt und die Entzündungsreaktion verringert. Infektionen infolge von Verbrennungen, besonders von Verbrennungen zweiten und dritten Grades, sind ebenfalls ein Problem. DMSO hemmt ein breites Spektrum von Bakterien und Pilzen, die geschädigtes Gewebe anzieht.[71]

In *The DMSO Handbook for Doctors* ist der Fall eines Kochs beschrieben, der eine große Pfanne mit fast kochendem Fett trug, mit dem er sich übergoss. An einem großen Teil seines Körpers hatte er Verbrennungen zweiten Grades. Eine Lösung aus 50-prozentigem DMSO mit 50-prozentigem konservierungsmittelfreiem Aloe-vera-Gelsaft wurde sofort auf die Verbrennungen des Patienten aufgetragen und danach drei Stunden lang einmal stündlich. An den folgenden beiden Tagen wurde es alle acht Stunden genauso eingesetzt. Der Mann genas vollkommen von den Verbrennungen und trug keine Narben davon.[72]

Bei einem leichten Sonnenbrand können Sie versuchen, DMSO als Erste Hilfe zu nutzen. Dafür können Sie eine 50-prozentige Lösung verdünnt mit Wasser, kolloidalem Silber oder konservierungsmittelfreiem Aloe vera verwenden, denn die Haut ist dann in der Regel ausgetrocknet und braucht mehr Wassermoleküle für den Transport durch die Hautbarriere. Deshalb ist die Haut auch empfindlich; daher empfiehlt sich eine stärker verdünnte Lösung. Weil DMSO eine vorübergehende Rötung und ein Brennen auf der Haut hervorrufen kann, minimiert ein relativ niedrig gehaltener Prozentgehalt jegliche stechende Empfindung. Bei vielen Menschen jucken lokale DMSO-Anwendungen eine Zeit lang, und beim Behandeln eines Sonnenbrands wollen Sie natürlich jegliches Jucken minimieren. Es ist immer ratsam, DMSO so rasch wie möglich auf sonnengeschädigte Haut aufzutragen. Je größer die Verzögerung, desto länger braucht die Haut im Allgemeinen zum Heilen. Kolloidales Silber hilft bei Sonnenbrand, lässt die Haut schneller heilen, außerdem beugt es einer Narbenbildung mit vor.

Kopfschmerzen und Migräne

DMSO kann Kopfschmerzen und Migräne vorbeugen. Wichtig ist, DMSO sofort beim ersten Anzeichen der Kopfschmerzen oder in der Prodromalphase (dem frühen Warnzeichen) einer Migräne aufzutragen. Reiben Sie eine 50-prozentige DMSO-Lösung in Wasser, Aloe-vera-Gelsaft oder Aloe-Gel über die Schläfen, zwischen die Augen, auf die Stirn, auf den Nacken, den Hals und über die Leberregion. Tragen Sie jede Stunde maximal drei Stunden lang ungefähr die Menge eines Teelöffels auf. Sie wundern sich vielleicht, warum ich das Auftragen auf den Leberbereich empfehle. Der Grund dafür ist, dass die Leber alle drei bis vier Minuten Ihr gesamtes Blutvolumen filtert und das Meisterorgan des endokrinen Systems ist; darum unterstützt eine Behandlung hier den ganzen Körper. Ihre Leber befindet sich rechts unten in Ihrem Brustkorb und erstreckt sich über den Bauch. Versuchen Sie deshalb, die DMSO-Mischung auf diesem Areal aufzutragen. Wenn der Schmerz schon nach weniger als drei Stunden nachlässt, brauchen Sie die Lösung nicht länger aufzutragen. Bei Bedarf können Sie die Mischung weiterhin dreimal täglich verstreichen. Außerdem empfehle ich, gleich vorweg 1 Teelöffel DMSO verdünnt in 120 bis 150 ml destilliertem Wasser oder Saft zu trinken. Dadurch steigt der DMSO-Spiegel im Körper schneller und hilft, die Kopfschmerzen zu lindern und die Intensität der Migräne zu reduzieren. Wie bei allen Kopfschmerzen, ist es wichtig, gut hydriert zu bleiben. Stellen Sie deshalb sicher, dass Sie viel reines, destilliertes Wasser trinken.

Bei schmerzhafter Ganzkörper- oder Augenmigräne sind andere Maßnahmen zu ergreifen. Magnesium ist wichtig. Ich empfehle eine innerliche Dosis um die 300 mg und/oder die ersten drei Stunden stündlich einmal 10 bis 15 Sprühstöße eines lokal angewendeten Öls auf die unverletzte Haut. Wegen der transdermalen Eigenschaften des DMSO kann das Magnesium auch rascher durch die Haut gelangen, doch lokal aufgebrachtes Magnesium wirkt an sich ebenfalls transdermal.

Die Pflanzenheilmittel Mutterkraut und Passionsblume werden ebenfalls häufig bei Migräneschmerzen eingesetzt. Mutterkraut muss über einen langen Zeitraum eingenommen werden. Um Ergebnisse zu erzielen, muss man über Monate täglich ein frisches Blatt kauen. Manche nehmen es auch als Tinktur ein. Passionsblume wird in der Regel als Tinktur oder Tee eingenommen. Diese Pflanzen wirken genau wie DMSO schmerzlindernd und entzündungshemmend. Eine Heilpflanze in Verbindung mit DMSO erzeugt eine starke und wirksame Synergie.

Bitte verwenden Sie keine pflanzliche Medizin, falls Sie irgendwelche verschreibungspflichtigen Medikamente einnehmen, denn das könnte zu unerwünschten Wechselwirkungen führen. In Allgemeinen helfe ich den Menschen erst, von den Medikamenten wegzukommen, und gehe dann zu einem natürlichen Behandlungsplan über. Suchen Sie sich einen qualifizierten Naturheilkundler, der Sie beim Übergang unterstützt.

Osteoarthritis

Viele daran Erkrankte nehmen zur Schmerzlinderung Aspirin, ein NSAR (nichtsteroidales Antirheumatikum, Anm. des Verlags, eine Medikamentenart, die Schmerzen und Entzündungen bessert). DMSO ist auch ein NSAR, aber es hat nicht die Nebenwirkungen von Aspirin. Mit Aspirin lassen sich zwar die Schmerzen der Osteoarthritis lindern, doch die Schädigung des Gelenks, zu der es durch die Krankheit mit der Zeit kommt, lässt sich damit nicht verhindern.

Bei dieser konkreten Erkrankung empfehle ich sowohl MSM als auch DMSO sowie Magnesium und die Vitamine D und K_2. Reiben Sie gegen den Schmerz zwei- oder dreimal täglich eine 70-prozentige DMSO-Lösung mit destilliertem Wasser oder konservierungsmittelfreier Aloe vera verdünnt großflächig über die betroffenen Stellen. Nehmen Sie zweimal täglich ½ Teelöffel reine MSM-Schwefelkristalle (ohne oder mit einer Mahlzeit) oder ebenfalls zweimal täglich 2000 mg MSM in Kapselform. Die Standarddosis von oralem MSM ist ½ bis 3 Teelöffel (2000 bis 12000 mg) pro Tag. Zur Behandlung chronischer Krankheiten könnte mehr nötig sein. MSM wird auch eingenommen, um die Gesundheit von Haut, Haaren und Nägeln sowie den Muskelaufbau zu fördern.

Zur weiteren Unterstützung bei Osteoarthritis empfehle ich zum Abendessen die tägliche Einnahme von 5000 IE Vitamin D zusammen mit 400 bis 600 IE Vitamin K_2. Vitamin K_2 hilft, die Knochen und nicht das Gewebe mit Kalzium zu versorgen. Zur Zeit der Veröffentlichung dieses Textes empfiehlt die Arthritis Foundation auf ihrer Website die Einnahme von Vitamin D, um das Fortschreiten der Osteoarthritis zu verlangsamen und das Immunsystem zu unterstützen.

Eine weitere Behandlung, die ich empfehle, besteht darin, zweimal täglich 10 bis 15 Sprühstöße eines Magnesiumöls lokal auf die befallenen Stellen aufzutragen, und zwar gleich nach dem Auftragen des DMSO, damit das Magnesium die Haut leichter durchdringt. Als entzündungshemmende Substanz ist Magnesium wichtig für die Gesundheit der Knochen, doch es ist auch bekannt als Katalysator, der Enzymreaktionen wie den Stoffwechsel oder den Muskelaufbau beschleunigt. Die größeren Gelenke wie Hüfte, Knie und Schulter müssen möglicherweise länger behandelt werden.

Schleimbeutelentzündung

Bei der Behandlung von Schleimbeutelentzündungen liefert DMSO hervorragende Ergebnisse.[73] Der Körper besitzt 150 Bursae, mit Flüssigkeit gefüllte „Beutel", die die Körperstellen gleitfähig machen, an denen Muskeln und Sehnen über Knochen gleiten. Die Schleimbeutel in Schultern, Hüften, Ellenbogen und Knien entzünden sich häufig. Chronische Schleimbeutelentzündung kann zu Kalziumablagerungen führen, die bis in die Sehnen vordringen. Am häufigsten tritt das bei Schleimbeutelentzündungen in Schulter und Hüfte auf.

DMSO kann eine Bursitis zwar heilen, doch dafür kann monatelange Anwendung nötig sein. Wenn DMSO bei chronischen Zuständen eingesetzt wird, ist es wichtig, konsequent dranzubleiben. Die allgemeine Empfehlung lautet: Tragen Sie zwei- bis viermal täglich 5 ml 80-prozentige Lösung auf die betroffene Region und gut darüber hinaus auf. Lassen Sie die Lösung 20 Minuten lang einziehen und wischen Sie dann alle Reste ab.

Lokales Magnesium ist ebenfalls eine gute Zusatztherapie, weil es Kalzium aufzulösen hilft. Ratsam sind auch Vitamin C und Packungen mit heißem Rizinusöl auf der betroffenen Stelle; Vitamin C ist ausgezeichnet für die Gewebereparatur, und das tief eindringende Rizinusöl löst jegliche gebildete Kristalle in Geweben mit auf. Einige meiner Klienten mit Bursitis, die nur DMSO benutzen, stellten fest, dass ihnen das nicht schnell genug geht, darum schlug ich ihnen diese zusätzlichen Maßnahmen für raschere Ergebnisse vor. Seitdem sind sie mit ihrem Heilungsfortschritt zufrieden.

Karpaltunnelsyndrom

Bei diesem Syndrom wird der durch das Handgelenk ziehende Mediannerv zusammengedrückt. Infolgedessen können Finger und der Daumen gefühllos werden. Zwei- oder dreimal täglich DMSO aufzutragen – als 50-prozentige Lösung in destilliertem Wasser oder in konservierungsmittelfreiem Aloe-vera-Gelsaft – kann diesen speziellen Schmerz lindern, der als komplexes regionales Schmerzsyndrom betrachtet wird.[74] Zusätzlich zur DMSO-Behandlung können Sie Vitamine einnehmen. Dr. med. Jonathan Wright, seit den 1970ern ein Pionier in der Naturheilkunde, rät, 100 mg Vitamin B_6 einzunehmen (in Form von P-5-P, Pyridoxal-5-Phosphat), und zwar mehrere Wochen lang dreimal täglich.[75] Falls Sie lieber lokal behandeln, können Sie einige B_{12}-Tabletten zerstoßen oder eine solche Vitaminkapsel öffnen, das Pulver mit einer 50-prozentigen DMSO-Lösung vermischen, alles über Nacht stehen lassen und dann zweimal täglich auf das betroffene Gebiet auftragen. Achten Sie nur darauf, dass die Vitamine, die Sie verwenden, keine Farb- oder Geschmacksstoffe enthalten. Es sollte den Schmerz lindern helfen, wenn Sie das Vitamin lokal zusammen mit DMSO auftragen, aber dadurch gelangt das Vitamin B_{12} über das Blut auch in das örtliche Gewebe, was eine schnellere Genesung unterstützt.

Schultersteife (Frozen Shoulder)

Bei Personen mit Schultersteife (der Fachbegriff ist adhäsive Kapsulitis) verdickt sich die Schulterkapsel und wird unbeweglich und fest, wodurch sich dichte Gewebebänder bilden, die sogenannten Adhäsionen. Diese

Beschwerde wird oft mit den Wechseljahren in Verbindung gebracht, weil 70 Prozent der Patienten Frauen über 50 sind. Gekennzeichnet ist sie durch Steifheit, eingeschränkte Beweglichkeit und Schmerz. Eine 70-prozentige DMSO-Lösung in destilliertem Wasser kann den Schmerz lindern und die Beweglichkeit verbessern, wenn sie bis zu einem Monat lang aufgetragen wird. Weil DMSO Wasser braucht, um richtig wirken zu können, und weil Sehnen und Bänder weniger Wasser enthalten, kann die Heilung länger dauern, als erwartet. Versuchen Sie, Geduld zu haben! Tragen Sie DMSO zweimal täglich großflächig auf die betroffene Region auf. Zusätzlich empfehle ich bei allen Behandlungsplänen für Haut, Verwachsungen und Verklebungen, Arthritis oder Entzündungen lokal immer auch Magnesium und Vitamin C aufzutragen (gepuffert, 3000 mg zwei- bis dreimal täglich oder mehr). Jedes Magnesiumspray enthält 22 mg Magnesiumchlorid; idealerweise tragen Sie zweimal täglich 10 Sprühstöße auf den Körper auf.

Außerdem empfehle ich, mit einer lokal aufzutragenden, naturreinen Progesteroncreme zu arbeiten, die aus der wilden Yamswurzel hergestellt wird. Diese Cremes finden Sie leicht im Internet. 100 mg Progesteron zweimal täglich verbessern die Zellkommunikation, die für eine schnellere Heilung der Schulter notwendig ist. DMSO, Magnesium, Vitamin C und Progesteron ist ein sehr erfolgreicher Behandlungsplan bei Schultersteife. Ich würde noch zwanzigminütige Rizinusölpackungen auf die Schulter mit hinzunehmen (siehe Kapitel 5), um die Beweglichkeit und die Entgiftung des Gelenkspalts zu unterstützen. Das Magnesium kann nach dem DMSO aufgetragen werden, um die Resorptionsgeschwindigkeit zu erhöhen.

Verletzungen

Bei der Behandlung von Verletzungen ist DMSO schon lange nachweislich ein wirksames Mittel. In der Sportmedizin wird es eingesetzt zum Behandeln von Zerrungen, Verstauchungen, Blutergüssen, Knochenbrüchen, Schleudertrauma und anderen Sportverletzungen, ebenso für die Behandlung verletzter Pferde. DMSO lindert rasch Entzündung und

Schmerz, verbessert die Durchblutung und beschleunigt den Reparaturprozess. Die Ergebnisse sind noch besser, wenn die Verletzung rasch behandelt wird.

Verletzungsbedingter Schmerz wie auch verletzungsbedingte Schwellung klingen in der Regel wenige Stunden nach der DMSO-Anwendung ab. Nehmen Sie für eine rasche Heilung eine 70- bis 80-prozentige Lösung oder ein solches Gel, und zwar zwei- bis viermal täglich.

Vielleicht sind Sie skeptisch, Verletzungen mit DMSO zu behandeln, doch bei mir hat es bisher immer gut gewirkt. Einmal klemmte ich mir unglücklicherweise den Zeigefinger in der Autotür ein und brach ihn mir dabei. Ich hatte es eilig und war außerdem müde – die perfekte Kombination für eine Verletzung. Ich hatte solche Schmerzen, dass ich in Panik geriet. Dann fiel mir ein, DMSO für meine Verletzung zu nehmen. Nach wiederholtem Auftragen war mein Finger innerhalb einer Woche fast vollständig geheilt, abgesehen von einer Beule, die sich wie aus dem Knochen ausgetretenes Knochenmark anfühlte. Langsam baute DMSO auch diese kleine Beule ab. Es gab absolut keine Komplikationen und mein Finger ist vollkommen wiederhergestellt, fast, als wäre er nie verletzt gewesen. Bitte beachten Sie, diese Methode hat zwar für mich funktioniert, doch jeder Körper ist anders. Bei größeren Verletzungen ist es immer am besten, medizinische Hilfe in Anspruch zu nehmen, bevor Sie versuchen, die Verletzung selbst zu heilen. Allerdings ist das möglichst schnelle Auftragen von DMSO entscheidend, um einer Verschlimmerung der Situation vorzubeugen, denn es kann den gesamten zu Beginn einer Verletzung einsetzenden Entzündungsablauf stoppen. Deshalb haben Sportteams DMSO in ihrer Ausstattung an der Seitenlinie dabei, um es dem Spieler, unmittelbar nachdem er sich verletzt hat, aufzutragen. Häufig sind die Spieler innerhalb weniger Minuten wieder auf dem Spielfeld.

Sehnenentzündung/Sehnenscheidenentzündung

Die Reizung oder Entzündung einer Sehne tritt am häufigsten an den Schultern, Ellenbogen, Handgelenken, Knien und Fußknöcheln auf, weil wir diese Gelenke am meisten benutzen. Mit über mehrere Monate regelmäßig aufgetragenem DMSO lässt sich die Reparatur der Sehne unterstützen, und sehr wahrscheinlich lassen sich die mit einer Sehnenentzündung verbundenen Schmerzen lindern. Allerdings sind die Ergebnisse der Studien zu DMSO bei dieser Beschwerde gemischt. Wichtig ist zu verstehen, dass Sehnen und Knorpel weniger Wasser enthalten als Muskeln. DMSO braucht Wasser, um in die Gewebe einzudringen, darum wird in diesen Bereichen weniger DMSO aufgenommen. Außerdem sind diese Bereiche weniger durchblutet, was auch die Reichweite von DMSO einschränkt. Darum können die Ergebnisse variieren, und die Heilung der Erkrankung kann länger dauern, als man sich das wünscht. Eine Sehnenscheidenentzündung kann ohne einen kompletten ganzheitlichen Behandlungsplan ganz schön kompliziert zu behandeln sein. Ich rate zu einem ähnlichen Behandlungsansatz wie bei der Schultersteife, der sich aus vielfältigen Behandlungen zusammensetzt.

Obwohl in Studien festgestellt wurde, dass 70-prozentige DMSO-Lösungen bei Sehnenscheidenentzündung anscheinend keine guten Ergebnisse liefern,[76] waren 80-prozentige wirksam[77] und ebenso 90-prozentige Lösungen.[78] In der Studie, die die 90-prozentige Lösung untersuchte, wurde DMSO alle vier Stunden auf das betroffene Gebiet aufgetragen. Diese Häufigkeit wurde reduziert, je nachdem, wie die Person auf die Lösung ansprach. In einigen Fällen wurde DMSO drei Wochen lang aufgetragen. Alle Teilnehmer in der 90-Prozent-Studie berichteten von befriedigenden, guten oder sehr guten Ergebnissen, auch wenn wegen der hohen Konzentration ein gewisses Abschälen der Haut beobachtet wurde. Wie ich in der Tabelle am Anfang dieses Kapitels erläuterte, ist eine 90-prozentige DMSO-Konzentration für die meisten Hauttypen zu stark. Von der Verwendung einer 90-prozentigen Lösung im Hausgebrauch rate ich ab, doch es ist interessant, diese Studien zur Kenntnis zu nehmen.

Um mit DMSO bei Sehnenentzündungen und Sehnenscheidenentzündungen noch bessere Ergebnisse zu erzielen, sorgen Sie erst für eine bessere Durchblutung des Gebiets, indem Sie zunächst eine Packung mit hexanfreiem Rizinusöl auflegen (in Kapitel 5 schauen wir Rizinusöl in Kombination mit DMSO gründlicher an); und legen Sie auf diese Packung 20 Minuten lang eine warme Wärmflasche. Waschen Sie das Gebiet anschließend mit einer Lösung aus Wasser und Natron ab (lösen Sie dafür 1 Teelöffel Natron in ½ Tasse Wasser auf). Wenn die Haut ganz sauber ist, tragen Sie 80-prozentiges DMSO auf. Lassen Sie 15 bis 20 Minuten lang Luft an die behandelte Stelle. Tragen Sie DMSO zu Beginn der Behandlung alle vier bis sechs Stunden großflächig auf das Behandlungsgebiet auf und danach zwei- oder dreimal täglich. Zwischen den Anwendungen können Sie der Haut mit reinem, kaltgepressten Olivenöl Feuchtigkeit spenden.

Kopfverletzungen

Die meisten Kopfverletzungen passieren bei Autounfällen, Sportunfällen, beim Ausrutschen auf Eis, bei Stürzen und in Kampfeinsätzen. Stanley Jacob behauptete Folgendes über DMSO und geschlossene Kopfverletzungen: „DMSO … reduziert die Schwellung und verbessert die Blutversorgung des Gehirns. Das verbessert die Blutoxygenierung des Gehirngewebes. Verletzte Gehirnzellen sind häufig nicht abgestorben. Wenn diese Zellen stärker mit Blut versorgt werden und mehr Sauerstoff bekommen, und wenn die freien Radikalen beseitigt werden, können sich sterbende Zellen regenerieren und die Schwellung des Gehirns geht sehr rasch zurück.“[79] In Untersuchungen, die zwischen 1978 und 1982 durchgeführt wurden, machte Dr. Jacob folgende Beobachtung: „Wenn das menschliche Gehirn nach einer Kopfverletzung mit intravenös verabreichtem DMSO behandelt wurde, konnte die Schwellung innerhalb von fünf Minuten reduziert werden. Keine andere Behandlung wirkt auch nur annähernd so schnell. Bei Patienten, die intravenös andere üblicherweise verwendete Therapeutika wie Barbiturate bekamen, schwoll das Gehirn weiter an. Die Wirksamkeit von DMSO bei derartigen Verletzungen ist schon lang bekannt.“[80]

Für die meisten DMSO-Anwender ist eine intravenöse Verabreichung nicht möglich. Im Fall einer Gehirnerschütterung oder eines postkommotionellen Syndroms rate ich nach Hinzuziehen eines Arztes zu einer Kombination aus lokalem und oralem DMSO. Nehmen Sie 1 Teelöffel DMSO aufgelöst in 150 ml Saft oder Wasser ein, und zwar zweimal täglich drei oder vier Tage lang nach der Verletzung. Reduzieren Sie die

Menge danach drei Monate lang auf einmal täglich. Sie können die Therapie auch länger durchführen, als Orientierungshilfe können dabei die Symptome dienen. Idealerweise ist es wünschenswert, ein postkommotionelles Syndrom zu verhindern, darum sollte die DMSO-Therapie lange angewandt werden. Verreiben Sie zusätzlich zwei- oder dreimal täglich 1 bis 2 Teelöffel (5 bis 10 ml) 70- oder 80-prozentiges DMSO (verdünnt mit destilliertem Wasser oder konservierungsmittelfreiem Aloe-vera-Gelsaft) auf Schläfen, Nacken, Hals, beiden Fußrücken und Fußsohlen; achten Sie dabei darauf, die Haut vor der Anwendung gründlich zu reinigen. Wichtig ist auch, viel destilliertes Wasser zu trinken. In diesem Behandlungsplan ist es zudem ratsam, Magnesium und Vitamin C als Nahrungsergänzungsmittel einzunehmen, um die Durchblutung zu fördern und den Körper zu unterstützen, freie Radikale zu entfernen.

Psychische Gesundheit

Ihre psychische Gesundheit ist außerordentlich wichtig, deshalb sollten Sie immer Ihren ganzheitlichen Therapeuten oder gut ausgebildeten Psychotherapeuten konsultieren, bevor Sie an Ihrem Programm für psychische Gesundheit etwas ändern. In diesem Abschnitt werden wir uns darauf konzentrieren, warum DMSO bei bestimmten psychischen Zuständen hilfreich sein kann, doch ich werde keine DMSO-basierte Therapien anbieten wie bei den anderen Erkrankungen.

Als Erstes ist anzumerken, dass Entzündung und psychische Gesundheitsprobleme eng zusammenhängen. Dänische Forscher entdeckten eine enge Wechselbeziehung zwischen Infektion, Autoimmunerkrankungen und affektiven Störungen, was die Hypothese untermauert, dass Depressionen in direktem Zusammenhang mit Entzündungen stehen.[81] In einer anderen Studie wurde festgestellt, dass ein hoher Spiegel eines Nebenprodukts von Entzündungen, Chinolinsäure, mit Selbsttötungstendenzen und chronischer Depression zusammenhängen.[82]

Am Centre for Addiction and Mental Health's (CAMH) Campbell Family Mental Health Research Institute in Toronto scannten Forscher die Gehirne von 20 Patienten mit Depressionen und 20 Kontrollteilnehmern mit Positronen-Emissions-Tomografie (PET).[83] Die Scans zeigten eine statistisch signifikante Entzündung in den Gehirnen der Teilnehmer mit Depressionen, wobei die am stärksten von Depressionen betroffenen Teilnehmer auch die stärksten Entzündungen hatten. Bei Personen mit klinischer Depression wurde ein um 30 Prozent stärkeres Entzündungsgeschehen beobachtet. Einer anderen CAMH-Studie zufolge hatten Personen mit einer über 10 Jahre bestehenden unbehandelten Depression eine stärkere Gehirnentzündung als behandelte Personen.[84]

Daher ist es wichtig, die Wechselbeziehung zwischen psychischen Gesundheitsproblemen und Entzündungen zu beachten, weil DMSO als Entzündungshemmer wirken kann. In einer Untersuchung wurde festgestellt, dass DMSO bei der Behandlung verschiedener psychischer Erkrankungen nützte, etwa bei Schizophrenie, manisch-depressiven Phasen, Psychosen, Wahnzuständen, Angst und anderen.[85]

In dieser Studie untersuchten Forscher 14 Patienten mit akuten Phasen einer Schizophrenie und sechs Patienten mit einem chronischen Verlauf einer Schizophrenie, die behandelt wurden mit 50- bis 80-prozentigem DMSO, das in Kochsalzlösung intramuskulär verabreicht wurde. Alle Patienten wurden nach 45 Tagen aus dem Krankenhaus entlassen. Drei Patienten erholten sich innerhalb von 15 Tagen völlig. Einer von ihnen sagte: „Ich war nicht bei Sinnen. Ich weiß nicht, was mit mir los war. Ich bin gespannt, was meine Kinder sagen werden."[86] Bei allen ging die Agitation rasch zurück, ebenso das Gefühl, verfolgt zu werden, oder paranoide Gefühle; die Kommunikationsneigung stieg, und die Aufmerksamkeit und ein Gefühl der Gelassenheit kehrten zurück.

Augen

Ironischerweise waren es die Veränderungen an den Augenlinsen von Tieren bei DMSO-Studien, die die Forschung in den 1960ern stoppte. Später wurde nachgewiesen, dass die gleiche Schädigung bei Menschen nicht auftrat.[87] In der richtigen Konzentration kann DMSO bei den meisten Erkrankungen heilsam für die Augen sein. Bei Augenproblemen bevorzuge ich als Maximaldosis eine 40-prozentige DMSO-Konzentration.

Untersuchungen an der medizinischen Fakultät der University of Oregon aus den frühen 1970er-Jahren belegen, dass eine Behandlung mit 50-prozentigen DMSO-Augentropfen wirksam war bei Retinitis pigmentosa (eine erbliche Erkrankung, die zum Verlust der Sehkraft führt) und bei Makuladegeneration. Dabei wird das Auge einmal täglich mit einer 50-prozentigen Lösung mithilfe einer Augenwanne fünf Minuten lang benetzt.

DMSO wird entweder allein verwendet oder mit Vitamin C und Glutathion und kann bei vielfältigen Problemen helfen: etwa bei grauem Star, grünem Star, Augenverletzungen, bei Sehschwächen wie Mouches volantes oder verfärbten Skleren (der weiße Teil des Auges), bei Retinitis pigmentosa, Bindehautentzündung und Gerstenkörnern. Wenden Sie DMSO nicht im Auge an, wenn Sie nach einer Staroperation eine künstliche Linse haben, denn DMSO kann die Linse trüben. Sie können es stattdessen zweimal täglich auf die Haut über dem geschlossenen Auge auftragen.

Verwenden Sie 1 Tropfen entweder 20-, 30- oder 40-prozentige DMSO-Lösung in normaler Kochsalzlösung für jedes Auge, indem Sie sich zurücklehnen und den Tropfen vom inneren Augenwinkel her in das Auge fließen lassen. Falls Sie im Zweifel sind, welche Konzentration Sie verwenden sollen, nehmen Sie immer zuerst die schwache. Sollten Sie irgendein Makeup aufgetragen haben, entfernen Sie es mit einem nichttoxischen Reinigungsmittel vollständig, bevor Sie die DMSO-Augenlösung anwenden. Die Lösung wird brennen und stechen, halten Sie deshalb Taschentücher bereit. Mit der Zeit wird sich diese Reaktion abschwächen. Das Weiß in den Augen (die Skleren) könnte sich röten, doch nur vorübergehend. Die Nachwirkung ist im Allgemeinen erfrischend und entlastend. Wenden Sie die Augentropfen bei Bedarf bis zu dreimal täglich an. Personen, die etwa mit dem LASIK-Verfahren an den Augen operiert wurden oder die am grauen Star operiert wurden, empfehle ich, die DMSO-Lösung um die Augenhöhle herum anzuwenden, statt im Auge, und zusätzlich rate ich zu einer oralen Einnahme.

Ich hatte Erfolg bei einer Sechzigjährigen mit starkem Augendruck, bei der Jahre vorher ein Glaukom (grüner Star) diagnostiziert worden war.

Sie nahm keine Medikamente ein und war Yogalehrerin, von daher bewegte sie sich regelmäßig. Nach meiner Anweisung nahm sie zweimal täglich meine 20-prozentigen DMSO-Augentropfen mit Vitamin C (sie nannte sie liebevoll mein „flüssiges Feuer") neben diversen anderen homöopathischen Mitteln. Die Behandlung dauerte sechs Monate, doch hernach war ihr Augendruck wieder normal. Sie war recht angetan und erleichtert, weil sich die Sache anfangs hartnäckig gestaltete und sie etwas frustriert war. Allgemein habe ich festgestellt, dass jedes Jahr einer Augenerkrankung drei bis vier Wochen zur Heilung braucht, darum ist Geduld entscheidend.

Arthritis

Ob Gelenkschmerzen von Osteoarthritis (OA), rheumatoider Arthritis (RA), juveniler rheumatoider Arthritis (JRA) oder von einer durch Lupus erythematodes bedingter Arthritis herrühren, DMSO kann nützen. Es lindert den Schmerz und die Entzündung und verbessert die Beweglichkeit des Gelenks. Darüber hinaus hält es die Amyloidose in Schach, eine übermäßige Ansammlung von Proteinen in Organen, die bei RA zu beobachten ist.

Eine der frühesten Untersuchungen zu DMSO und Arthritis, eine klinische Studie der Japanischen Rheumagesellschaft aus dem Jahr 1965, stellte fest, dass DMSO die Gelenkschmerzen linderte und den Bewegungsradius erhöhte, auch wenn es bei der Schwellung keine großen Erfolge zeigte.[88] Bei dieser kleinen Studie wurden verschiedene DMSO-Konzentrationen getestet.

Bei Arthritis ist es am besten, einmal täglich 1 Teelöffel DMSO in 150 ml destilliertem Wasser oder Saft oral einzunehmen. Empfehlenswert ist auch die DMSO- und Vitamin-C-Rezeptur (siehe Seite 114) zur Wiederherstellung des Gewebes. Außerdem empfehle ich 10 bis 15 lokale Sprühstöße Magnesiumöl zweimal pro Tag. Ein weiterer Tipp ist eine warme Rizinusölpackung über den befallenen Gelenken vor der lokalen DMSO-Anwendung. Je nach Person können Sie für die lokale Anwendung bei Arthritis zwischen 50- und 80-prozentiges DMSO nutzen.

Wenn Sie gerade erst mit DMSO anfangen, rate ich, mit den niedrigsten Konzentrationen zu beginnen und sich hochzuarbeiten, sobald Sie sehen, wie Ihre Haut auf die Substanz reagiert.

Verwenden Sie bis zu 2 Teelöffel (15 ml) täglich über den betroffenen Arealen. Zusätzlich können Sie alle 12 Stunden 1 Teelöffel MSM-Schwefelkristalle einnehmen, die die Gewebeintegrität und die Entgiftung wunderbar unterstützen. Sie könnten pulverisiertes MSM in Kapselform nehmen, doch ich bevorzuge die größeren Kristalle, weil sie langsamer ins System gelangen und auch wirksamer häufig im Verdauungstrakt vorkommende Parasiten abtöten. Nach meiner Erfahrung ist die beste Einnahmeart von MSM, die Dosis langsam in den Mund zu gießen und es dann mit Saft oder Wasser zu schlucken. Die Kristalle vor dem Trinken in Wasser aufzulösen, verfehlt den Zweck der Einnahme, außerdem schmecken sie so sehr bitter.

Restless-Legs-Syndrom

Meiner Erfahrung nach lässt sich das Syndrom der unruhigen Beine in vielen Fällen anscheinend dadurch bessern, dass der Magnesium-, Eisen- oder Zinkspiegel erhöht wird. DMSO kann die Durchblutung fördern und das Unbehagen der unruhigen Beine mindern, das sich in der Regel abends verschlimmert. Interessant ist die Beobachtung, dass aus Sicht der Traditionellen Chinesischen Medizin mit dem Blut zusammenhängende Gesundheitsprobleme abends zunehmen, entsprechend den Prinzipien von Yin und Yang. Am Abend nimmt das Yin zu, und alle Yin-Organe und Yin-Themen werden aktiver. Weil das Blut als Yin angesehen wird, wird jeder Mangel oder jedes Thema in Zusammenhang mit Blut in der Zeit stärker bemerkbar sein, in der das Yin aktiv ist.

Tragen Sie, bevor Sie ins Bett gehen, 70-prozentiges DMSO auf die sauberen Beine und Füße auf. Verreiben Sie dann großzügig Magnesiumöl auf den Beinen und lassen Sie es trocknen, bevor Sie ins Bett gehen. B-Vitamine nehmen Sie am besten morgens, denn sie liefern Energie, abends können sie Sie jedoch wachhalten, falls Sie sie zu spät einnehmen. Nehmen Sie einmal täglich 50 mg Zinkpicolinat – zu einer Mahlzeit, weil es den Magen reizen kann. Achten Sie darauf, reichlich Eisen über die Nahrung zu sich zu nehmen; und nehmen Sie Vitamin C, um die Eisenresorption zu verbessern.

Karies

Ihre Mundflora und Ihre Ernährung sind die Schlüssel für das Vorbeugen von Karies. Falls Ihre natürliche Mikroflora (das sind die guten Bakterien) im Mund durch antibakterielle Mundwässer, Antibiotika, zuckerhaltige Limonaden, Tabak oder Alkohol geschädigt ist, kann das einer Überbesiedelung durch Ihre eigenen Mikroben (die geschädigtes Gewebe beseitigen) und durch fremde Mikroben (Opportunisten) Vorschub leisten. Koppelt sich diese Überbesiedelung mit ungesunder Ernährung, so führt das zu Vitamin- und Mineralstoffmangel und zu einer weiteren Schädigung des Darmmikrobioms (der Darmbakterien) sowie zu einem weit größeren Problem: zur Stagnation des lymphatischen Systems der Zähne.

Ein lymphatisches Pumpsystem versorgt die große Speicheldrüse (die Ohrspeicheldrüse) und das Zahnbein (das harte Gewebe unter dem Zahnschmelz, das den Hauptteil des Zahns ausmacht). Dieses Pumpsystem ist für die Entgiftung des Mundes zuständig und für die Bereitstellung von Nährstoffen, damit der Zahnschmelz kontinuierlich erneuert und mineralisiert werden kann. Dieses Pumpsystem kann nicht nur seine Arbeit einstellen, sondern auch einer Anfälligkeit für übermäßige Mikrobenbesiedelung Vorschub leisten und einen Verfall verursachen. Wie Sie sehen, ist an der Kariesprophylaxe und der Karieseindämmung der ganze Körper beteiligt.

Um Knochen und Zähne zu stärken, nehmen Sie mehr fettlösliche Vitamine A, E, D und K_2 ein. Achten Sie darauf, viel Magnesium zu sich zu nehmen und viel frisches, reines Wasser zu trinken. Essen Sie fermentierte Nahrungsmittel (sowohl für das K_2 als auch für die guten Bakterien) oder nehmen Sie jeden Tag Probiotika. (Nach meiner Erfahrung ist die beste Methode dafür, eine Kapsel Probiotika direkt in den Mund zu geben.) Putzen Sie Ihre Zähne mit Natron und Aktivkohle oder einer

Zahnpasta auf Lehmbasis, und benutzen Sie 3-prozentiges Wasserstoffperoxid in Lebensmittelqualität sowie DMSO als Mundwasser (siehe Seite 112). Schlucken Sie Wasserstoffperoxid in Lebensmittelqualität niemals, sofern es nicht richtig verdünnt ist (was über den Rahmen dieses Buches hinausgeht). Spucken Sie es immer aus und spülen Sie Ihren Mund anschließend gründlich aus.

Muskelreparatur

Greifen Sie zu DMSO, wenn es um Muskelverletzungen oder sogar Muskelabbau geht, der bei Älteren und bei Personen mit langwierigen Gesundheitsproblemen oder unter Stress auftreten kann. Tragen Sie zweimal täglich 1 Teelöffel einer 50- bis 70-prozentigen DMSO-Lösung auf den verletzten bzw. betroffenen Muskel auf, um die Durchblutung und die Gewebereparatur anzuregen. Nehmen Sie täglich 4,5 bis 5 Gramm der Aminosäure L-Glutamin und zweimal täglich ½ Teelöffel MSM-Schwefel ein. Wenn Sie es sich leisten können, wäre eine professionelle Massage oder Akupunktur einmal in der Woche ideal, um sicherzustellen, dass das muskuläre Gleichgewicht erhalten bleibt, und um eine optimale Durchblutung anzuregen. Abwechselnd heiße und kalte Wasseranwendungen sind ebenfalls sehr nützlich, um die Muskelheilung zu beschleunigen: Legen Sie 30 Sekunden lang eine kalte Kompresse auf und danach 3 Minuten lang eine heiße Kompresse; wechseln Sie dabei fünfmal ab. Das hilft zusätzlich, das Lymphsystem dazu anzuregen, Abfallstoffe der Zelle wirksamer zu beseitigen. Nach der akuten Verletzungsphase ist es wichtig, mit sanfter Bewegung zu beginnen, um einem muskulären Ungleichgewicht vorzubeugen. Darum wäre es klug, den Rat eines guten Chiropraktikers oder Osteopathen einzuholen.

Ohren

DMSO kann bei allen Ohrproblemen helfen: Ohrenentzündung, Schmerzen, Blutgerinnsel, Hörverlust oder Tinnitus. Ratsam ist auch, die Ohren zu behandeln, wenn man mit einer Hals- oder Nasennebenhöhlenentzündung zu tun hat, weil Ohr, Nase und Hals zusammenhängen. Eine 20-prozentige Lösung ist hierfür bei Kindern oder Erwachsenen ideal. Das DMSO kann in eine Kochsalzlösung oder in reines destilliertes Wasser gemischt sein. Tröpfeln Sie einmal täglich 1 oder 2 Tropfen in das betroffene Ohr. Falls Sie infolge der DMSO-Anwendung einen plötzlichen stechenden Ohrenschmerz verspüren, setzen Sie mit der Behandlung einen Tag aus, damit die Ohren wieder angemessen reagieren können. Sollte der Schmerz länger anhalten, hören Sie mit DMSO ganz auf. Träufeln Sie bei einer Trommelfellruptur niemals irgendeine Flüssigkeit ins Ohr. Falls Sie bemerken, dass irgendeine Flüssigkeit aus den Ohren austritt, wenden Sie sich an Ihren ganzheitlichen Behandler und bitten Sie ihn, mit einem Otoskop den Zustand des Trommelfells zu prüfen und zu schauen, ob eine Trübung, ein Riss oder eine Vorwölbung vorliegt.

Der Traditionellen Chinesischen Medizin zufolge stehen die Ohren in enger Verbindung zu den Nieren. Bei anhaltenden Ohrproblemen ist es ratsam, die Nieren zu unterstützen, um die Ohren zu stärken. Gewöhnlich empfehle ich Petersilienblätter und Maisbarttee – davon täglich 1 Tasse als starker Aufguss. Zur Entgiftung der Nieren können Sie eine Reihe homöopathischer Ausleitungsmittel verwenden (bitte lassen Sie sich in Ihrer Apotheke beraten) und drei- bis viermal pro Woche Rizinusölpackungen. Achten Sie darauf, auf dem unteren Rücken (wo sich die Nieren befinden) lokal eine DMSO-Lösung aufzutragen.

Nasennebenhöhlen

Nasenspülungen mit verdünntem DMSO kann bei chronischen oder akuten Infektionen der Nasennebenhöhlen, Allergien, Zahnproblemen, Migräne und Augenschmerzen helfen. Stellen Sie eine Kochsalzlösung in einer Nasendusche her (halten Sie sich dabei an die Anweisungen für die Nasendusche). Geben Sie anfangs 20 Tropfen reines DMSO in die Kochsalzlösung und probieren Sie, wie sich das anfühlt. Falls es irgendwie brennt, verdünnen Sie die Konzentration, doch falls es sich gut anfühlt, können Sie entweder bei den 20 Tropfen bleiben oder versuchen, mehr DMSO zu verwenden. Wenn in Ihre Nasendusche 100 ml passen, dann werden 80 ml Ihre Kochsalzlösung sein und bis zu 20 ml Ihre DMSO-Menge. Verwenden Sie nicht mehr als 20 ml DMSO. Benutzen Sie für Nasenspülungen 25- bis 40-prozentiges DMSO. Denken Sie daran, mit niedrigen DMSO-Dosen zu beginnen, um Ihre Toleranz zu testen. Als weitere allgemeine Regel gilt in der ganzheitlichen Medizin, beide Seiten zu behandeln. Selbst wenn Ihr Ohr-, Nasen- oder Nebenhöhlenproblem auf einer Seite besteht, behandeln Sie beide Seiten. Diese Vorgehensweise hilft hervorragend, geschwollene Nebenhöhlen abschwellen und das durch eine chronische Entzündung geschädigte Gewebe heilen zu lassen.

Haarwachstum

Siehe meine Rezeptur für Kopfhautpflege und Haarwachstum auf Seite 113. DMSO kann das Haarwachstum unterstützen, indem es die Durchblutung zum Haarschaft verstärkt. Außerdem kann es Haarmilben beseitigen, die zu Haarausfall führen. Eine 50-prozentige Lösung ist stark genug für die Verwendung auf Haaren und Kopfhaut, doch nehmen Sie 40-prozentiges DMSO, falls Sie empfindliche Haut haben. Manche Menschen benutzen sie nur einmal pro Woche, andere täglich, doch wenden Sie sie immer nur auf sauberen Haaren und nach zweimaligem Haarewaschen an, falls Ihre Haare gefärbt sind. Bitte benutzen Sie nur Shampoos und Haarspülungen mit natürlichen Bestandteilen. Stellen Sie sicher, dass kein Produkt auf dem Haar ist (Gel, Spray, Schaum etc.), wenn Sie die Lösung auftragen. DMSO erhöht den Haarglanz und die Haardicke, es lässt die Haare länger wachsen und es lässt mehr Haare wachsen. Wenn Menschen ihre Kopfhaut mit DMSO behandeln, stellen sie als Erstes fest, dass die Haare nicht mehr in dem Maß ausfallen wie vor der Behandlung. Erinnern Sie sich, DMSO auf der Kopfhaut angewandt, dringt in die darunterliegenden Gewebe ein, weil es transdermal ist. Viele geben an, wenn sie die Rezeptur für Haarwachstum benutzen, können sie auch klarer denken und ihre Stimmung verbessert sich.

Hautpflege

In Verbindung mit einem naturreinen Hautpflegeprogramm hilft DMSO bei Anti-Aging, Narbenheilung, der Reduzierung von Falten und Hautunreinheiten, darunter Akne. Seien Sie vorsichtig, wenn Sie DMSO mit irgendwelchen beliebigen Hautpflegeprodukten verwenden, um zu verhindern, dass Sie irgendwelche Giftstoffe in die Haut aufnehmen. Ich habe sichere, naturreine Hautpflegeprodukte entwickelt, die entweder DMSO enthalten oder mit DMSO verwendet werden können, um Menschen zu helfen, die unsicher sind, welche Hautlotionen, Gesichtswasser und Cremes giftfrei sind und welche nicht. Leider ist die Kosmetikindustrie bei Giftstoffen nicht so streng und viele Firmen verleihen ihren Produkten einen „grünen Anstrich", geben ihren Rezepturen natürliche Extrakte zu, und lassen sie so naturrein wirken, obwohl sie es nicht sind.

Als allgemeine Pflegebehandlung für das Gesicht verwenden Sie am besten eine 40-prozentige oder niedriger dosierte DMSO-Lösung in destilliertem Wasser oder konservierungsmittelfreiem Aloe-vera-Gelsaft, weil höhere Dosen die Haut faltiger aussehen lassen können. Diese Runzeln vergehen von selbst, doch ein solches Aussehen wünscht man sich nicht, nicht einmal vorübergehend. Probieren Sie die Lösung an einer Probestelle aus, bevor Sie sie auf das ganze Gesicht auftragen, um sicherzugehen, dass Ihre Haut gut auf DMSO reagiert. Falls Sie Makeup aufgetragen haben, achten Sie darauf, es mit einem natürlichen Reinigungsmittel vollständig zu entfernen, damit Ihre Haut vor der DMSO-Anwendung ganz sauber ist.

Wollen Sie Ihre Haut mit DMSO behandeln, bevor Sie Makeup auftragen, warten Sie damit bitte mindestens 20 Minuten. In dieser Zeit ist das DMSO größtenteils resorbiert, und die Hautbarriere hat sich wieder geschlossen. Falls Sie danach noch irgendeinen Film auf dem Gesicht haben, waschen Sie Ihr Gesicht einfach mit warmem Wasser und tupfen Sie es trocken, bevor Sie sich schminken. Etwas von dem DMSO kann sich mit Ihrem natürlichen Hautfett vermischt haben und nicht vollständig aufgenommen worden sein. Ich trage gern morgens nach dem Waschen meine DMSO-Gesichtscreme auf. Bis ich angezogen bin und andere

Morgenaktivitäten erledigt habe, ist meine DMSO-Behandlung damit abgeschlossen, falls ich an diesem Tag Makeup verwenden will.

Hämorrhoiden

Geben Sie eine Mischung aus Hamameliswasser und schwarzem Tee oder Himbeerblättertee (alle wirken adstringierend, ziehen also schlaffe Haut zusammen) auf einen Wattebausch und betupfen Sie damit die Hämorrhoiden vorsichtig. Ratsam ist außerdem, täglich Himbeerblättertee zu trinken, weil die Grundursache der Hämorrhoiden im Verdauungssystem liegt. Intermittierendes Fasten ist ebenfalls eine gute Möglichkeit, den Verdauungsorganen während der Heilungszeit eine Pause zu gönnen. Trinken Sie täglich 1 Teelöffel DMSO in 150 ml Wasser oder Saft und tragen Sie eine 40-prozentige Lösung lokal auf die Hämorrhoiden auf, das wird eine rasche Heilungsreaktion anregen und unterstützen. Tragen Sie das DMSO vor dem Hamameliswasser und dem Tee auf, damit die adstringierenden Wirkstoffe besser verfügbar sind. Setzen Sie die Behandlung zwei Wochen lang fort, um sicherzugehen, dass die tieferen Hämorrhoiden vollständig heilen.

Lippenherpes und hartnäckige Gürtelrose

Bei Lippenherpes und ebenso bei Gürtelrose eingesetzt, ruft DMSO häufig eine interessante Wirkung hervor (beides sind Herpesausbrüche an unterschiedlichen Körperstellen). Es kann einen vollständigen Ausbruch herbeiführen, das heißt, die Gürtelrose oder der Lippenherpes treten auf, und dadurch beseitigt der Körper das toxische Material, das sich an der Nervenwurzel angelagert hatte. Eine solche Heilreaktion sollte angeregt werden; wenden Sie dann weiter DMSO an, bis die Heilung abgeschlossen ist. In einigen Fällen kann die konsequente Anwendung von DMSO nach meiner Erfahrung zu einer vollständigen Genesung von diesen Ausbrüchen führen.

Wenn ich die Fallgeschichten von Gürtelrose-Patienten zusammentrage, finde ich interessant, dass sie in der Regel eine Verletzung, eine

Giftexposition oder eine Operation in der Körperregion (Dermatom genannt) des Ausschlags hatten. Warum haben sie die Gürtelrose genau in dieser Region? Bei einer Frau manifestierte sich die Gürtelrose unterhalb der Brüste, wo sie immer einen BH mit Formbügeln trug. Bei einer anderen Frau trat die Gürtelrose auf dem Kopf auf, wo sie viel Jahre vorher eine geschlossene Kopfverletzung gehabt hatte. Meistens sind toxische Metalle und/oder Narbengewebe an diesen Hautausschlägen beteiligt. Das Hauptziel besteht darin, den Nerv zu entgiften.

Postherpetische Neuralgie ist einfach ein nicht ausgeheilter Gürtelroseschub. Wenn DMSO auf diese Körperregionen aufgetragen wird, kann sich der Hautausschlag dadurch vorübergehend verschlimmern, weil der Körper das unerwünschte Material entgiftet und ausleitet. Tragen Sie DMSO weiter auf als Hilfe für den Körper, den Heilungsprozess erfolgreich abzuschließen.

Vermischen Sie in einer Tropfflasche eine 30-prozentige DMSO-Lösung mit 10 bis 15 ppm kolloidalem Silber (siehe Seite 111) oder destilliertem Wasser im Mengenverhältnis 50:50. Ich stelle ein Produkt aus je 50 Prozent kolloidalem Silber und DMSO her, von dem mir Kunden berichteten, es habe sehr gut bei Lippenherpes oder Gürtelrose gewirkt. Beginnen Sie immer mit den niedrigeren Dosierungen und erhöhen Sie die Dosis, wenn Sie sie gut vertragen und die Heilung beschleunigen wollen. Lassen Sie die Mixtur sich gut vermischen und tragen Sie sie zwei- oder dreimal täglich auf das betroffene Gebiet auf. Zusätzlich empfehle ich, dreimal täglich 2000 mg Vitamin C einzunehmen und einmal täglich mit dem Frühstück einen Vitamin-B-Komplex, um diesen Behandlungsplan zu unterstützen.

Erste Hilfe und Wunden

Jede und jeder sollte *Arnica montana* in der Hausapotheke haben, und zwar sowohl als Salbe als auch als homöopathisches Mittel. Es kann das Entstehen von Blutergüssen und Blutungen stoppen, Schmerzen lindern, bei Schocksymptomen helfen und die Heilung beschleunigen. Benutzen Sie bei einer Wunde oder Schürfwunde zuerst Arnica und warten Sie dann mit der Anwendung von DMSO, bis jegliche Blutung unter Kontrolle ist. DMSO kann die Heilung von Wunden beschleunigen, Schmerzen lindern, Schwellungen zurückgehen lassen und die Heilung von Muskel-, Nerven- und anderem Gewebe unterstützen. Wenn Sie niedrig dosiertes DMSO (mit circa 20 Prozent) in einer Salbe oder einer anderen Heilrezeptur beigemischt haben, können die Wirkstoffe in der Salbe oder das homöopathische Mittel leichter in die geschädigte Region eindringen. Ich stelle beispielsweise eine heilungsfördernde Creme mit Arnika, Johanniskraut, Hanf und DMSO her. Vergewissern Sie sich, dass die Wunde sauber ist, bevor Sie DMSO auftragen oder die Wunde anderweitig behandeln. Mit kolloidalem Silber lässt sich die Wunde hervorragend säubern. Eine Sprühflasche davon im Erste-Hilfe-Kasten zu haben, ist eine kluge Ergänzung.

Ich hatte bisher einige Fälle, als sich Kinder beim Spielen verletzten, und die Eltern diese Creme kurz nach der Verletzung auftrugen. Nach ihren Aussagen traten zum maßgeblichen Zeitpunkt kein blauer Fleck und keine Schwellung auf, und das Kind hatte keine Schmerzen oder weitere Probleme.

DMSO intravenös

In Ländern, in denen das gesetzlich erlaubt ist, haben Ärzte mit DMSO experimentiert, um Symptome zu behandeln wie Krebs, Arterienverkalkung, die Parkinson-Krankheit, Multiple Sklerose und Arthritis. Sie verabreichten dafür intravenös eine Menge von bis zu 20 ml einer 25-prozentigen DMSO-Lösung. Eine andere Methode besteht darin, 50 bis 100 ml in 500 ml Kochsalz- oder 5-prozentige Traubenzuckerlösung zu geben und im Laufe von zwei bis drei Stunden mit oder ohne EDTA (Ethylendiamintetraacetat, ein Komplexbildner, Anm. des Verlags) zu verabreichen. Nur Ärzte, die in dieser Therapieform ausgebildet und erfahren sind, dürfen sie anwenden. Doch es ist immer interessant, die zahlreichen Möglichkeiten kennenzulernen, wie sich DMSO als Heilbehandlung nutzen lässt.

Ein Wort zum Schluss

Nachdem Sie gelesen haben, wie Sie DMSO bei den vielen oben dargestellten häufigen Beschwerden einsetzen können, um Symptome zu lindern und Verletzungen zu heilen, hoffe ich, Sie sind besser über die zahlreichen Vorteile dieser unglaublichen Substanz informiert. Vielleicht ist Ihnen aufgefallen, dass ich bei einigen weit verbreiteten Beschwerden andere natürliche Behandlungen mit vorgestellt habe, die gut mit DMSO harmonieren. DMSO kann bei viel mehr Beschwerden helfen, die ich hier nicht erwähnt habe. Falls Sie unsicher sind, recherchieren Sie ein wenig, dann sollten Sie die korrekten Dosierungen und Anwendungsmöglichkeiten finden. Eine wunderbare Idee ist auch, einem Online-Forum zu DMSO beizutreten, damit Menschen, die die Substanz nutzen, ihre Erfahrungen teilen können und das Lernen weitergehen kann. Im nächsten Kapitel geht es ausführlicher darum, wie sich DMSO mit anderen Substanzen ergänzt. Darin vermittle ich Ihnen ein paar Ideen zur wunderbaren Synergie, die DMSO als Botenstoff und als Lösungsmittel bietet.

Kapitel 5

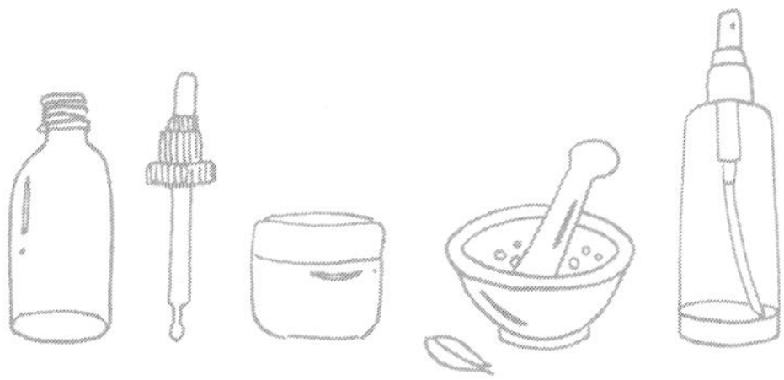

DMSO in Kombinationen

DMSO allein hat einzigartige Eigenschaften und eine einzigartige Heilwirkung, doch in der Mischung mit anderen Substanzen erreicht es eine völlig neue Ebene. Es wirkt synergistisch mit anderen homöopathischen und/oder naturheilkundlichen Behandlungen und Arzneimitteln und verstärkt deren Wirksamkeit. In diesem Kapitel beschreibe ich einige Heilkombinationen und Heilmittel, von denen viele nicht besonders bekannt sind. Wie wir bereits wissen, ist es nicht klug, DMSO mit verschreibungspflichtigen pharmazeutischen Medikamenten zu nehmen. Am besten ist es, von solchen Medikamenten völlig loszukommen, bevor Sie irgendeine DMSO-Behandlung beginnen. Falls Sie mit dem Gedanken spielen, einen dieser Ansätze auszuprobieren oder an Ihren Verordnungen irgendwelche Änderungen vorzunehmen, empfehle ich Ihnen, sich von einem ausgebildeten Fachmann beraten zu lassen.

DMSO in Schwarzer Salbe (Zugsalben)

Schwarze Salben mit leichter Zugwirkung können Splitter entfernen, festgesaugte Zecken, Glas, Insektengift, Kaktusstacheln und andere Fremdkörper, die direkt unter der Haut stecken, ohne dass sich dabei totes Gewebe bildet. DMSO ist ein wesentlicher Bestandteil in Schwarzer Salbe.

Falls es Sie interessiert, mehr über Schwarze Salbe zu erfahren, finden Sie ziemlich viele Informationen im Internet, und ich empfehle Ihnen, einen Blick darauf zu werfen.

DMSO mit ätherischen Ölen

DMSO ist insofern einzigartig, als es sowohl wasserlösliche als auch öllösliche Moleküle transportieren kann. Auch wenn es ein Höchstgewicht für die Moleküle gibt, die DMSO durch die Hautschichten befördern kann, bedeutet es dennoch, dass wir DMSO als Trägersubstanz für verschiedene Anwendungen verwenden können. Obwohl ätherische Öle von ihrer Tendenz her größer oder schwerer sind als Nahrungsnährstoffe (Vitamine und Mineralstoffe), wird DMSO sie nach meiner Erfahrung in den Körper befördern. Nach meinem Empfinden prickelt es stärker, wenn ätherische Öle die Haut passieren. Bitte verwenden Sie diese Rezepturen nicht für Kinder, Schwangere und Stillende.

Ätherische Öle werden langsam von selbst von der Haut resorbiert. Üblicherweise werden sie mit einem Trägeröl vermischt aufgetragen, etwa mit Mandel- oder Traubenkernöl, um zu verhindern, dass das ätherische Öl zu langsam einzieht, denn dann kann es die Haut reizen. Ätherische Öle sind volatil, das heißt, sie verflüchtigen sich leicht. Das Vermischen mit einem Trägeröl ermöglicht eine optimale Verteilung und Aufnahme, ohne dass ein Großteil des ätherischen Öls in die Luft entweicht. Als alternative Trägersubstanz lässt sich DMSO verwenden. Wird ein ätherisches Öl mit DMSO vermischt, nimmt die Haut die Mischung schneller auf und ein geringerer Anteil der Mischung verdunstet. Wenn ätherische Öle mit DMSO vermischt werden, wird für die gewünschte Wirkung auch viel weniger davon benötigt. Außerdem befördert DMSO das ätherische Öl viel tiefer ins Gewebe. Das kann bei tiefen Infektionen oder anderen Entzündungsherden, in denen sich Giftstoffe ansammeln können, helfen, zum Beispiel in einem Gelenkspalt. Der Körper wird die Giftstoffe entweder beseitigen, indem er sie durch das lymphatische System auflöst oder sie anderweitig an die Oberfläche bringt, damit sie ausgeschieden werden können. Falls Ihr Körper so reagiert, dann nehmen

Sie zur Kenntnis, dass die Behandlung keine Infektion oder ein Problem verursacht, sondern vielmehr ein bereits vorhandenes Problem beseitigt. Am besten tragen Sie DMSO weiter auf (ohne das ätherische Öl), um Sekundärinfektionen vorzubeugen und die Ausleitung zu unterstützen, falls sich an der Stelle ein Furunkel bildet. Viele missverstehen Wirkung und Ursache, doch die Wirkung ist tatsächlich, dass der Körper heilt.

Kombinationen mit häufig verwendeten ätherischen Ölen

Wintergrünöl: Es wird üblicherweise mit DMSO zur Behandlung von Entzündungen und Schmerzen verwendet. Bitte seien Sie vorsichtig und nehmen Sie pro Anwendung nur 1 oder 2 Tropfen ätherisches Öl in 10 Tropfen 80-prozentigem DMSO. Personen, bei denen eine Lebererkrankung diagnostiziert wurde, sollten ätherisches Wintergrünöl meiden, weil der darin enthaltene Bestandteil Methylsalicylat von der Leber verarbeitet werden muss. Auch Personen, die Aspirin nehmen, sollten dieses Öl meiden, weil sowohl Aspirin als auch das Öl blutverdünnend wirken.

Pfefferminze: Eine weitere beliebte Kombination ist 1 Tropfen ätherisches Pfefferminzöl in 10 Tropfen 80-prozentigem DMSO zum Einreiben der Schläfen als Behandlung von Kopfschmerzen oder über einer Nervenentzündung wie Ischiasschmerzen. Falls langes Sitzen im Auto oder am Schreibtisch schmerzhaft für Sie ist, kann diese Mischung sehr hilfreich sein. Hilfreich ist sie auch bei durch Osteoarthritis bedingten Schmerzen.

Schwarzer Pfeffer: Ätherisches Öl des schwarzen Pfeffers unterstützt das Lymphsystem und ist sehr erwärmend. Falls Ihre Beine anschwellen oder Sie Wasser in den Knöcheln haben, können Sie folgende wunderbare Mischung ausprobieren. Geben Sie 1 oder 2 Tropfen ätherisches Öl in 10 Tropfen 80-prozentiges DMSO und reiben Sie diese Menge von unten nach oben in Ihr Bein ein. Diese Mischung müssen Sie für jedes Bein extra herstellen. Schwarzer Pfeffer und DMSO wirken hervorragend zusammen, weil beide die Durchblutung anregen.

Zuckerbirke: Ätherisches Zuckerbirkenöl ist ein herrliches Muskelrelaxans, genau wie Muskatellersalbei. Sie können 1 oder 2 Tropfen (oder jeweils 1 Tropfen von beiden) in 10 Tropfen 80-prozentiges DMSO geben und die Mischung bis zu zweimal täglich in verspannte Muskeln einmassieren.

DMSO mit CBD

CBD-Öl ist ein Cannabinoid, das aus der Cannabispflanze gewonnen wird. Es gibt zunehmend mehr wissenschaftliche Hinweise, dass es hilft, Schmerzen und Angst zu lindern. Bei der sich täglich verschärfenden Krise der Opioidabhängigkeit (die Abhängigkeit von synthetisch hergestellten Schmerzmitteln ist in den USA ein großes Problem des Gesundheitssystems, Anm. des Verlags) haben wir eine wirksame Kombination an der Hand, wenn wir CBD mit DMSO mischen. Cannabis ist der Gattungsname von Hanf. Nur die weibliche Pflanze trägt Blüten und enthält THC (Tetrahydrocannabinol, Anm. des Verlags), was die Pflanze psychoaktiv wirken lässt, wenn sie geraucht oder gegessen wird. Und wenn THC und CBD mit DMSO vermischt und lokal aufgetragen werden, kann es in sehr hohen Dosen immer noch Halluzinationen auslösen. Es kann auch den Schlaf vertiefen und Träume intensivieren. Ich stelle seit vielen Jahren eine DMSO-Mischung mit CBD her, die wunderbar bei Schmerzen hilft und die Entspannung fördert. CBD ist auch sehr wertvoll für die Behandlung des Nervensystems, etwa bei Krampfanfällen, doch es wird auch erfolgreich bei Multipler Sklerose, Krebs und vielen anderen Krankheiten eingesetzt. In Kombination mit DMSO hat CBD leichteren Zugang zu den Zellrezeptoren, wodurch Heilungskaskaden angeregt werden.

Da Cannabinoide dennoch von der Leber entgiftet werden müssen (weil sie fettlöslich sind), ist es am besten, vorher mit einem Kaffeeeinlauf oder einem homöopathischen Ausleitungsmittel die Leber zu entgiften. Eine gute Möglichkeit, die Leber bei einer Entgiftung zu unterstützen, sind einmal täglich eine 20-minütige Rizinusölpackung sowie die lokale Anwendung von Magnesiumchlorid zweimal täglich. Die Nieren spielen auch mit hinein, darum ist es auch wichtig, gut hydriert zu bleiben, also ausreichend zu trinken. Wie oft haben wir gesehen, dass jemand beim Haschischrauchen einen trockenen Mund bekam? Achten Sie darauf, viel Wasser zu trinken!

Im menschlichen Körper gibt es ein Endocannabinoidsystem, das sich, einfach ausgedrückt, aus Neurotransmittern, Enzymen und Proteinen zusammensetzt und ein wesentlicher Bestandteil des zentralen und des peripheren Nervensystems ist. Jede Pflanze, die Cannabinoide enthält, wirkt auf diese Rezeptoren ein. Neben Cannabis sind das schwarzer Pfeffer, Kakao und Echinacea, um nur einige zu nennen. Diese Cannabinoide sind an vielerlei intrazellulären chemischen Signalwegen beteiligt, sie wirken auf die elektrischen Eigenschaften der Zellmembran, den Stoffwechsel, die Energie und auf bestimmte Zellorganellen, die sogenannten Mitochondrien. Dies ist ein Riesenthema, und zu dieser Pflanze gibt es noch so viel zu lernen, ihre zahlreichen Arten, Dosierungen und Behandlungsansätze.

Ich habe im Laufe der Zeit festgestellt, dass Menschen, die zur Entspannung Cannabis konsumieren, ziemlich gesättigt sind mit THC und CBD, deshalb wirken bei ihnen die lokale Anwendung und die orale Einnahme nicht so gut gegen Schmerzen. Die Moleküle verweilen dann länger an den Rezeptoren, als die offensichtliche Wirkung zu beobachten ist. Vor allem, wenn die Personen verarbeitete Nahrungsmittel essen, Zigaretten rauchen, Alkohol trinken etc., können Leber und Nieren die Abbauprodukte der Cannabinoide nicht beseitigen, und die chemischen Substanzen werden nur langsam ausgeschieden. Ich empfehle den Missbrauch keiner Pflanze, und aus eigener Erfahrung und von meiner Ausbildung weiß ich, dass jede Pflanze ihren Dosierungsbereich hat, in dem sie heilend wirkt. Ich halte die lokale Anwendung oder das Einnehmen eines Extrakts für sehr wirksam, doch das Rauchen bringt unerwünschte Nebenwirkungen mit sich. Außerdem ist eindeutig nachgewiesen, dass junge Menschen unter 25 irreversible Gehirnschädigungen davontragen können, wenn sie gewohnheitsmäßig Cannabis rauchen. Die Schädigungen traten auch bei Erwachsenen auf, doch sie entwickelten sich wieder zurück, nachdem sie mit dem Rauchen aufgehört hatten. Bei Personen, deren Gehirn sich noch in der Entwicklung befand, war das nicht so. Wichtig zu wissen ist, dass das Cannabis-Rauchen einerseits und die Verwendung spezifischer Dosierungen und Extrakte andererseits, sei es lokal oder oral, sich unterschiedlich auswirken und zu unterschiedlichen Ergebnissen führen.

Wie Sie DMSO mit einem Cannabis-Extrakt anwenden können

Verwenden Sie einen qualitativ hochwertigen CBD-Extrakt in flüssiger Form, vermischt mit einer 50-prozentigen DMSO-Lösung. Reiben Sie die Flüssigkeit seitlich an der Stirn auf die Schläfen, auf die Halswirbelsäule und auf die frisch gewaschenen Fußsohlen, damit das Nervensystem die Mischung optimal aufnehmen kann. Beginnen Sie mit insgesamt 15 ml Gesamtflüssigkeit und schauen Sie, wie es Ihnen damit geht. Falls Sie am folgenden Tag schwach auf den Beinen sind, sollten Sie vielleicht eine Leberentgiftung durchführen, wie ich sie bereits erwähnt habe, oder Sie sollten die Lösung früher am Abend auftragen und weniger von der Mischung verwenden.

Ich stelle aus der getrockneten Pflanze einen Ölextrakt her, wie ich es für alle meine pflanzlichen lokal anzuwendenden Arzneimittel tue. Dann stelle ich einen Extrakt mit dem getrockneten Cannabis-Pflanzenmaterial und DMSO her. Das DMSO nimmt die wasserlöslichen Teile der Pflanze auf, das Öl die fettlöslichen Bestandteile. Zusammengemixt ergibt das eine wirksame Mischung, um Angst zu lindern und ein Gefühl von Gelassenheit hervorzurufen. Die Wirkung tritt in der Regel sofort ein, deshalb dosieren Sie bitte vorsichtig, wenn Sie DMSO in irgendeiner Form mit Cannabis mischen.

DMSO mit Rizinusöl

Rizinusöl hat faszinierende Eigenschaften und ist eines der Öle mit dem höchsten Durchdringungsvermögen. Ermessen Sie die Synergie zwischen einem so durchdringenden Öl und transdermalem DMSO, das selbst stark durchdringend wirkt. Die Möglichkeiten sind unglaublich!

Sachgemäß hergestellt, ist Rizinusöl hexanfrei und enthält Undecylensäure, ein sehr wirksames Antimykotikum.[89] Die Anwendung von Rizinusöl an sich ist schon so nützlich: Es erweicht Geschwülste, entgiftet Organsysteme und hilft, kristallisierte Kalziumablagerungen in von Arthritis befallenen Gelenken zu entfernen. Zur Entgiftung empfehle ich im Allgemeinen täglich das Auflegen von 20-minütigen Rizinusölpackungen (die können Sie selbst herstellen, indem Sie ein Stück Wolle oder Stoff in Rizinusöl tränken) mit Wärme (etwa eine Wärmflasche, die auf die Packung gelegt wird). Wenn man die Entgiftung anregt, ist es immer wichtig, viel reines Wasser zu trinken, 8 bis 12 Tassen (2 bis 3 Liter täglich), um die Toxine auszuschwemmen und um hydriert zu bleiben. Denken Sie daran, es muss Wasser sein, Saft, Tee oder andere Erfrischungsgetränke wirken nicht so wie Wasser.

Die Kombination aus DMSO und Rizinusöl ist hervorragend bei allen rheumatischen Beschwerden, Schmerzen, Steifheit, Verletzungen, Narbenbildung und raumfordernden Gewebeveränderungen. Klienten berichteten mir, dass ihre Sehnen rasch heilten, die Gelenke kräftiger wurden und der Schmerz nachließ, sogar der Schmerz von Knochenspornen. Bitte wenden Sie diese Behandlung **nicht** bei Krebsgeschwülsten an. Frauen sollten Rizinusöl nicht verwenden, wenn sie ihre Menstruation haben, schwanger sind oder stillen.

Wie Sie DMSO mit Rizinusöl anwenden können

Stellen Sie sicher, dass die Haut sauber und trocken ist, und tragen Sie dann eine dünne Schicht Rizinusöl auf das Behandlungsareal auf. Tupfen Sie danach 80- bis 90-prozentiges DMSO auf das Öl und lassen Sie alles ungefähr 10 Minuten lang wirken. Wie ich bereits erwähnte, sollten Sie zu Hause maximal eine 80-prozentige Konzentration verwenden. Doch bei dieser Anwendung wird das Rizinusöl das DMSO so stark verdünnen, dass es die Haut nicht verbrennt oder austrocknet. Falls Sie Bedenken haben, wie Ihre Haut auf einen höheren Prozentgehalt von DMSO reagieren könnte, dann verwenden Sie gern auch eine niedrigere Konzentration. Behalten Sie im Hinterkopf, dass das Rizinusöl auf Stoffen Flecken verursacht, deshalb können Sie nach einer Behandlung der Füße saubere Baumwollsocken anziehen (entweder Bio-Baumwolle oder gründlich gewaschene konventionelle Baumwolle), wenn Sie herumlaufen wollen. Belassen Sie die Mischung entweder auf der Haut oder waschen Sie nach 20 bis 30 Minuten den Ölrückstand mit einer Natronlösung ab. (Lösen Sie dafür 1 Teelöffel Natron in ½ Tasse Wasser auf.) Hier brauchen Sie keine Wärme zuzuführen, weil das DMSO das Rizinusöl von selbst erwärmt, doch falls Sie mögen, können Sie eine in ein Geschirrtuch gewickelte Wärmflasche auf Ihre Füße legen.

DMSO mit kolloidalem Silber

Homöopathen und Naturheilpraktiker halten kolloidales Silber für ein wirksames und natürliches Antibiotikum, das keine Resistenz auslöst, wie es Antibiotika tun können. Kolloidales Silber gibt es in verschiedenen Konzentrationen, und die meisten Menschen nehmen es oral als Nahrungsergänzungsmittel ein oder tragen es auf die Haut auf.

In Anbetracht der Eigenschaften von DMSO ist seine Verwendung mit kolloidalem Silber eine wirkungsvolle Kombination. DMSO verstärkt nicht nur Substanzen und lässt sie leichter in Gewebe eindringen, es ist außerdem bakteriostatisch (das heißt, es hemmt das Wachstum von Bakterien). Diese Kombination lässt sich in jedem Stadium einer systemischen oder lokalen Infektion nutzen.

Wie Sie DMSO mit kolloidalem Silber anwenden können

Mischen Sie reines DMSO pharmazeutischer Qualität mit 10 bis 15 ppm kolloidalem Silber im Verhältnis 50:50 für ein Mundwasser oder für lokale Wunden (infiziert oder nicht). Doch achten Sie darauf, die Mixtur anschließend vollständig auszuspucken. Sie können diese 50:50-Mischung auch in eine Kochsalzlösung geben, um bei einer Sinusitis die Nase damit zu spülen. Geben Sie 5 ml dieser 50:50-Mischung in 60 ml destilliertes Wasser, um es bei allen Magen- oder Darmproblemen zu trinken; zum Beispiel bei Mageninfektionen, bei einer bakteriellen Dünndarmfehlbesiedelung (SIBO) oder bei Geschwüren.

DMSO mit pflanzlicher Medizin

Pflanzliche Medizin muss aufbereitet werden, damit wir die Inhaltsstoffe der Pflanze für die therapeutische Wirkung extrahieren können. Eines der geläufigsten Lösungsmittel, das in der Pflanzenmedizin zum Einsatz kommt, ist schlicht Wasser. Wir machen Tees (Aufguss genannt), wir lassen die Pflanzen auf einer Wärmequelle längere Zeit köcheln (Dekokt genannt), wir lassen sie stehen und fermentieren oder wir tränken ein Tuch damit, das dann auf den Körper aufgelegt wird (Einreibemittel genannt).

Mittels Wasser werden alle wasserlöslichen Bestandteile der Pflanze extrahiert. Als Lösungsmittel verwenden wir bei Heilkräutern auch Alkohol und stellen damit eine Tinktur her. Alkohol entzieht sowohl die wasserbasierten als auch die ölbasierten Bestandteile protisch, das heißt, er nutzt die Wasserstoffbindungen und stellt bei seiner chemischen Reaktion ein Proton zur Verfügung, um das pflanzliche Material an sich zu binden.

Ölbasierte Kräuterextrakte werden hauptsächlich für die lokale Anwendung eingesetzt. Ich stelle mit dieser Extraktionsmethode viele Heilsalben, Öle und Cremes für die Haut her, außerdem ein Ohrenöl mit Knoblauch und Königskerze, zu dem ich wunderbare Rückmeldungen bekomme. Das Öl wird dem trockenen oder leicht verwelkten frischen pflanzlichen Material zugegeben und sanft erwärmt, entweder auf dem Herd, im Ofen oder in der Sonne. Das Schöne an durch Sonnenbestrahlung hergestellter Pflanzenmedizin ist, dass das UV-Licht die Bakterienpopulation verringert. Es ist jedoch ein langsameres Verfahren, bei dem die vollständige Extraktion viele Wochen dauert. Dennoch ist mir diese Methode am liebsten, und ich wende sie in den Sommermonaten an.

Wie Sie bereits wissen, ist DMSO auch ein hervorragendes Lösungsmittel. Doch DMSO ist als Einweichmittel für die Pflanzenmedizin nicht besonders bekannt und wird nicht häufig dafür genutzt. Doch DMSO verhält sich aprotisch (anders als Alkohol verfügt DMSO nicht über eine funktionelle Gruppe, aus der Wasserstoffatome im Molekül als Protonen abgespalten werden können, Anm. des Verlags), deshalb wird es in chemischen Reaktionen eine andere Bindungsstruktur formen als Alkohol (für die Chemiefreaks: Mit DMSO ergibt sich eine 1,4 Addition, während sich mit Alkohol eine 1,2 Addition ergibt). Ich habe bisher eine Menge Heilpflanzen mit DMSO als Hauptlösungsmittel extrahiert, etwa Cannabis, Johanniskraut, Arnica montana, Calendula, Ackerschachtelhalm, Cayennepfeffer, Löwenzahnwurzeln und -blätter, Klettenwurzel und viele weitere. Auf meiner Haut habe ich sie alle mit großem Erfolg angewandt. Ich finde die transdermale Wirkung der Heilpflanzen und die anschließenden Ergebnisse mit DMSO besser als mit einem Ölextrakt. Ich kombiniere lieber Ölextrakte und

DMSO-Extrakte, um eine doppelte Synergie zu erzielen. Dieses Gebiet verdient noch viel Aufmerksamkeit und viele Untersuchungen, doch bisher ist es weitgehend unerforscht.

Tatsächlich besteht ein Zusammenhang zwischen Lösungsmitteln und transdermaler Wirkung. Viele in Kapitel 8 angeführte transdermale chemische Substanzen sind auch Lösungsmittel. Ein Lösungsmittel löst das Material auf, mit dem es zusammengebracht wird, und baut das zelluläre Material ab, sodass die Inhaltsstoffe in der Lösungsflüssigkeit schwimmen. Viele Labors und Industrien verwenden Lösungsmittel auf unterschiedliche Art, um Bestandteile voneinander zu isolieren, die sie untersuchen oder für die Herstellung eines Produkts nutzen. Dieses Thema kann recht chemielastig werden, doch der Kernpunkt ist: Sie können DMSO nutzen, um pflanzliche Medizin zu extrahieren. Doch sofern man nicht sowohl die Pflanzen versteht als auch kompetent genug ist, um anhand chemischer Prinzipien das Ergebnis vorherzusagen, sollte man eine solche Extraktion am besten Fachleuten überlassen.

DMSO mit Vitamin C

DMSO kann mit Vitamin C kombiniert als spezifischer Krebsbehandlungsplan genutzt werden. Im Folgenden rede ich über Krebs**vorbeugung** mit dieser Mischung.

Unser Körper bildet jeden Tag Krebszellen. Wenn wir ein gesundes, gut funktionierendes Lymph- und Immunsystem und Mikrobiom haben, kann unser Körper die geschädigten Zellen leicht reparieren oder unschädlich machen. Unsere Körperzellen nutzen Glukose als einen Treibstoff, den sie mithilfe von Insulin leicht aufnehmen. Vitamin C ist Glukose sehr ähnlich und wird gleichermaßen in die Zellen „eingeladen". In der Kombination mit DMSO können die Zellen Vitamin C leichter aufnehmen.

Ascorbinsäure ist eine inaktive Form von Vitamin C, die nicht an einen Mineralstoff gebunden ist und in kleinen Dosen mit DMSO verwendet werden kann, falls Sie zum Beispiel merken, dass bei Ihnen eine Erkältung im Anflug ist. Dann müssen nur Ihre im Körper vorhandenen

Mineralstoffe aktiviert werden, und Ihr Körper wird seine vorhandenen Antioxidantien im Leberstoffwechsel verwenden. Doch wenn Sie höhere Dosen Vitamin C nehmen, ist es wichtig, es in gepufferter Form zu nehmen und zusätzlich ein Produkt, das auch Antioxidantien enthält wie Acai-Beeren, wilde Heidelbeeren, Erdbeeren etc. Früchte sind überwiegend Antioxidantien-Lieferanten.

Kaliumascorbat, Kalziumascorbat oder Natriumascorbat sind die häufigsten gepufferten, mineralisch gebundenen aktiven Formen von Vitamin C, die Sie im Handel finden. Ich persönlich mag am liebsten Natriumascorbat, doch Menschen mit Krebs sollten ihre Natriumzufuhr einschränken, auch wenn das vom Ascorbat abgespaltene Natrium im Körper nicht so verarbeitet wird wie Natriumchlorid, also Kochsalz. Zum Beispiel erhöht es den Blutdruck nicht, deshalb können Menschen mit Bluthochdruck es sicher einnehmen.

Trotzdem rate ich Personen mit Krebs im Frühstadium, ein Kalziumascorbat mit ungefähr 15 Prozent Kaliumascorbat zu nehmen, selbst wenn das Produkt eine gewisse Ascorbinsäure enthält. Ich empfehle, das Pulver in Wasser zu geben und es oral einzunehmen, um den Körper auf eine optimale Resorption vorzubereiten.

Wie Sie DMSO mit Vitamin C anwenden können

Hinweis: Damit diese Kombination richtig wirkt, ist es wichtig, sich vollwertig zu ernähren, und auf jeglichen anderen Zuckerkonsum, auf künstliche Süßstoffe, weißen Reis, Kartoffeln, Weißbrot, Limonade etc. zu verzichten. Die Zellen sollen angeregt werden, das Vitamin C so zu verwerten, wie sie Zucker verwerten würden.

Nehmen Sie zweimal täglich 5 Gramm Vitamin C in Form von Natriumascorbat. Vitamin C in Pulverform finden Sie leicht im Internet oder in Naturkostläden bzw. Reformhäusern. Trinken Sie 1 Teelöffel reines, 99,995-prozentiges DMSO (achten Sie darauf, sich mit der unten erklärten Methode langsam an diese Dosis heranzuarbeiten), das mit 150 ml destilliertem Wasser oder Saft verdünnt ist, und zwar 10 Minuten vor der zweiten Dosis Vitamin C. Sie müssen diese DMSO-Dosis auf leeren Magen einnehmen, 2 Stunden nach Ihrer letzten Mahlzeit, und essen Sie erst

2 Stunden nach der Einnahme der Dosis wieder. Das DMSO verbessert auch die Vitamin-C-Aufnahme in den Körper, besonders durch die Zellmembran hindurch.

Bei DMSO sollte man sich immer langsam an die gewünschte Dosis heranarbeiten, besonders, wenn man es auf leeren Magen einnimmt. Beginnen Sie am ersten Tag mit ¼ Teelöffel in 150 ml destilliertem Wasser oder Saft. Nehmen Sie am zweiten Tag ½ Teelöffel in 150 ml und am dritten Tag ¾ Teelöffel in 150 ml; und ab dem vierten Tag 1 Teelöffel in 150 ml. Falls Sie irgendwelche Bauchbeschwerden haben, erhöhen Sie die Dosis nicht und lassen Sie das DMSO eine Weile sanft auf das Verdauungssystem einwirken. Wenn diese Symptome dann vergehen, können Sie die Dosis erhöhen. Zum Beenden dieses Behandlungsplans schleichen Sie die Dosis am besten aus, indem Sie die Menge um die Hälfte und dann noch einmal um die Hälfte reduzieren.

Wenden Sie diesen Behandlungsplan viermal im Jahr zwei Wochen lang an, idealerweise jeweils um den Wechsel der Jahreszeiten. Er hilft auch, den Körper sanft zu entgiften, und beugt Schnupfen und Erkältungen vor, weil er eine ordentliche Ausscheidung von Abfallprodukten fördert.

DMSO mit MSM

MSM (Methylsulfonylmethan) ist ein chemischer Stoff, der in vielerlei Pflanzen und auch in Tieren vorkommt. Interessanterweise enthält eine der Pflanzen, die ich einige Male erwähnt habe, Ackerschachtelhalm (Equisetum arvense) viel MSM. Es ist in Pulverform erhältlich und Sie finden es leicht im Internet, manchmal wird es als organischer Schwefel bezeichnet. Im Labor wird es aus DMSO hergestellt. Die meisten Menschen nehmen MSM zur Linderung von Schmerzen und Schwellungen aufgrund von Sehnenentzündung, rheumatoider Arthritis oder Osteoarthritis. Es unterstützt hauptsächlich die Kollagensynthese, die Bildung von Haut, Blutgefäßen und Haaren, und es festigt die Nägel. Wunderbar an MSM ist, dass bei der Einnahme keine bekannten Nebenwirkungen auftreten. Ein weiterer Vorteil ist, dass – im Gegensatz zur Einnahme von DMSO – Haut und Atem anschließend nicht nach Austern oder Knoblauch riechen.

Wenn jemand DMSO anwendet, werden 15 Prozent davon bei der Oxidation in MSM umgewandelt, das auch als $DMSO_2$ bezeichnet wird. Sie wundern sich vielleicht, warum die beiden zusammen verwendet werden sollten, wenn sich DMSO im Körper im Grunde in MSM umwandelt. Ein Grund dafür ist, dass sich so alle Vorzüge der Schwefelanreicherung ohne den DMSO-Geruch nutzen lassen. MSM und DMSO zusammen sind eine ausgezeichnete Unterstützung bei schwereren Erkrankungen wie Lyme-Borreliose, Lupus und Krebs. Die unabhängige Stiftung zur Krebsforschung (Independent Cancer Research Foundation) untersucht ebenfalls die begleitende Verwendung von DMSO. Wie eine Studie zeigte, wandelte MSM im Reagenzglas eine Melanom-Krebszelle wieder in eine gesunde Zelle um.[90] Zusammen mit DMSO hat MSM einen besseren Zugang zu Krebszellen. Die Forschung steckt zwar noch in den Kinderschuhen, doch ich bin recht gespannt, welche weiteren Fortschritte erzielt werden. Bestimmte Behandlungspläne kombinieren bereits DMSO und MSM mit Vitamin C und einer Chlordioxid-Lösung sowie mit anderen Substanzen, was als DMSO Potentation Therapy bezeichnet wird.

Wie Sie DMSO mit MSM anwenden können

Beginnen Sie immer mit einer niedrigen Dosis und erhöhen Sie sie nach und nach, um irgendwelchen unangenehmen Entgiftungssymptomen vorzubeugen oder sie zu reduzieren. Beginnen Sie mit zweimal täglich 500 mg MSM entweder in Pulver- oder in Kapselform. Ein Teelöffel sind ungefähr 4 g (4000 mg). Die meisten MSM-Kapseln enthalten 500-1500 mg pro Kapsel. Nähern Sie sich über mehrere Tage hinweg an die Menge von ½ Teelöffel zweimal täglich an. Nehmen Sie für die Behandlung eines speziellen Gesundheitsproblems zweimal täglich 1 Teelöffel. Sie können das MSM mit oder ohne Nahrung einnehmen. Ich habe keine negativen Auswirkungen bei der Einnahme auf leeren Magen festgestellt.

Sie können auch MSM und DMSO zusammen einnehmen, um die MSM-Aufnahme zu erhöhen und um die MSM-Menge zu reduzieren, die das DMSO mit bildet, damit Sie für die gleiche Wirkung weniger MSM nehmen können. Nehmen Sie ½ bis 1 Teelöffel DMSO in 150 ml Wasser oder Saft aufgelöst, und danach die Dosis MSM, an die Sie sich herangearbeitet haben, zum Beispiel 1 Teelöffel. Ich nehme MSM gern in Form von Kristallen ein. Sie sehen aus wie große Badesalzstücke. Dabei lege ich das trockene MSM auf meine Zunge und trinke es mit einem Bio-Fruchtsaft hinunter.

Dies ist auch ein toller Behandlungsplan, wenn Sie an der Abtötung von Parasiten arbeiten, weil das DMSO dem MSM den Zugang erleichtert und diesen kleinen Kreaturen das Leben sehr unangenehm macht, während es gleichzeitig die Heilung der Darmschleimhaut unterstützt. Innerhalb von ein oder zwei Wochen sollten Sie sehen können, wie Haare, Nägel, Haut und Verdauung sich verbessern, wenn Sie MSM und DMSO so einnehmen.

Kapitel 6

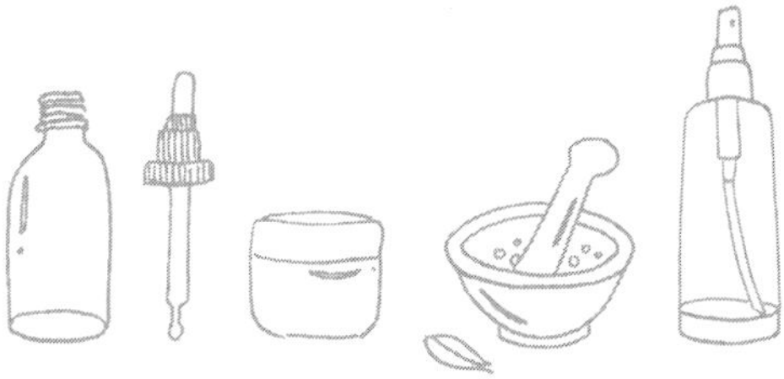

DMSO-Rezepturen

Als ich mich auf das Schreiben dieses Buches vorbereitete, kaufte ich praktisch jedes Buch über DMSO, das ich finden konnte. Keines davon enthielt konkrete DMSO-Rezepturmischungen, die man zu Hause herstellen kann. In diesem Kapitel bespreche ich, wie auch im vorherigen, DMSO in Kombination mit anderen natürlichen Heilmitteln. Soweit ich weiß, sind dies neue Informationen über DMSO, die in keinem anderen Buch und auch nicht mit einer einfachen Internetrecherche verfügbar sind. Einige von mir angebotene Mischungen sind Abwandlungen, andere sind völlig neu. Ich habe beim Entwickeln meiner Mischungen meine Kenntnisse über Pflanzen genutzt, mein Fachwissen in Chemie, meine Erfahrung in der Entwicklung von Arzneimitteln, und in der persönlichen und beruflichen Anwendung dieser Mischungen, die ich im Laufe vieler Jahre erworben habe. Bitte respektieren Sie die Weisheit, die in diesen kostbaren Rezepturen steckt. Mein Wunsch ist, dass Sie sich souverän genug fühlen, sie in allen Gesundheitssituationen zu nutzen, und dass dieser Abschnitt mit Notizen, Lesezeichen und Eselsohren angereichert wird, ein geschätztes Buch, das von einer Generation an die nächste weitergegeben wird. Wie bei allen Veränderungen, die Sie in Ihrer Gesundheitsfürsorge planen, sollten Sie sich mit Ihrem ganzheitlich ausgebildeten Behandler besprechen, bevor Sie irgendetwas Neues hinzunehmen.

Anti-Pilz-Tropfen

100 ml Tropfflasche aus Glas
1 ml Lugolsche Jodlösung oder Povidon-Jod
44 ml DMSO in pharmazeutischer Qualität von 99,995 Prozent
55 ml destilliertes Wasser

Diese Tropfen wirken Wunder bei einem Pilzbefall der Zehennägel oder anderen Pilzproblemen wie Fußpilz, einer Pilzinfektion im Leistenbereich und bei Candidabefall (zum Beispiel auf Hautbereichen, die sich berühren wie unter den Brüsten). Die Tropfen wirken auch bei Pilzproblemen bei Tieren, vor allem bei Hunden bei feuchter Witterung oder bei Hunden, die vom ständigen Schwimmen permanent nass sind, oder bei Hunden, deren Ohren nicht richtig trocknen.

Geben Sie das Jod, das DMSO und das destillierte Wasser in die saubere Tropfflasche. Schrauben Sie den Verschluss zu und schütteln Sie die Flasche, bis sich die Inhaltsstoffe vermischt haben. Bewahren Sie die Mischung bei Raumtemperatur in einem dunklen Schrank auf.

Bei Nagelpilz: Waschen Sie Haut und Nägel gründlich mit einer nichttoxischen Seife. Tragen Sie die Anti-Pilz-Tropfen zweimal täglich auf den Nagel auf, unter die Nagelplatte und auf die Haut ringsum. Bis die Heilung abgeschlossen ist, kann es bis zu sechs Monaten dauern.

Bei Fußpilz: Baden Sie die Füße fünf Minuten lang in einer 50-prozentigen Lösung aus Apfelessig und Wasser; trocknen Sie die Füße danach gründlich ab. Tragen Sie die Anti-Pilz-Tropfen zweimal täglich zwischen den Zehen und auf alle befallenen Hautstellen auf, bis die Symptome abgeklungen sind. Waschen Sie die Sportschuhe, wenn möglich, in der Waschmaschine oder ersetzen Sie alte Sportschuhe, um einer Reinfektion vorzubeugen.

Rezeptur zur Schmerzlinderung

50 ml Tropfflasche aus Glas
Mörser und Stößel oder Druckverschlussbeutel/ ZIP-Beutel und Nudelholz
30 getrocknete Nelken
DMSO in pharmazeutischer Qualität von 99,995 Prozent

Sowohl DMSO als auch Nelken wirken schmerzstillend, und das Einweichen der Nelken in DMSO erhöht diese Wirkung enorm. Diese Rezeptur zur Schmerzlinderung ist ausgezeichnet bei Zahnschmerzen, Muskelschmerzen und Nervenschmerzen.

Zerstoßen Sie die 30 Gewürznelken grob mithilfe von Mörser und Stößel oder mit einem Druckverschlussbeutel/ZIP-Beutel und Nudelholz. Füllen Sie die zerstoßenen Nelken in die Glasflasche. Geben Sie DMSO hinzu, sodass die Nelken bedeckt sind; lassen Sie dabei etwas Platz zum Schütteln und für die Pipette. Schütteln Sie die Mischung an sieben Tagen einmal täglich. Seihen Sie danach die Nelken ab und gießen Sie die Flüssigkeit wieder in die Flasche. Wenn Sie wollen, können Sie sie mit DMSO auffüllen. Bewahren Sie die Flasche bei Raumtemperatur an einem dunklen Ort auf.

Bei Zahnschmerzen: Tragen Sie 1 oder 2 Tropfen auf die betroffene Stelle auf.

Bei Muskel- oder Nervenschmerzen: Geben Sie 14 Tropfen der Rezeptur in eine kleine Glasschale oder einen Messbecher aus Glas, geben Sie 6 Tropfen reines destilliertes Wasser dazu oder konservierungsmittelfreien Aloe-vera-Gelsaft. Tragen Sie die Mischung bis zu viermal täglich auf das betroffene Gebiet auf.

Für die Verwendung mit Schwarzer Salbe: Geben Sie in ein Glasgefäß 1 Teelöffel der Rezeptur, 3 Tropfen reines ätherisches Eukalyptusöl, 3 Tropfen reines ätherisches Kampferöl, 2 Tropfen Lugolsche Lösung oder Povidon-Jod und 1 Teelöffel reines Balsamterpentinöl. Mischen Sie die Bestandteile gründlich und tragen Sie die Rezeptur auf die Haut auf, bevor Sie die Schwarze Salbe darüberstreichen. Indem Sie zuerst die Rezeptur und dann die Schwarze Salbe auftragen, erhöht sich die Wahrscheinlichkeit, dass die Salbe besser „zieht“, weil sie manchmal bei der ersten Anwendung nicht sehr gut aufnimmt.

Augentropfen

30 ml Tropfflasche aus Glas
118 ml destilliertes Wasser
¼ Teelöffel reines, natürliches Meersalz (nicht jodiert)
6,25 ml DMSO in pharmazeutischer Qualität von 99,995 Prozent

Das Auge hat ein Mikrobiom, oder eine Gemeinschaft von Mikroorganismen, das bzw. die als natürliches Immunsystem fungiert.[91] Gehen Sie beim Herstellen dieser Augentropfen nach der unten beschriebenen sterilen Technik vor, um eine bakterielle Verunreinigung der Tropfen zu verhindern. Wir wollen die guten Bakterien in unseren Augen erhalten und vermeiden, das mikrobielle Gleichgewicht zu stören, indem wir neue oder fremde Bakterien hineinbringen.

Zerlegen Sie alle Teile der Tropfflasche. Bringen Sie Wasser in einem Topf zum Kochen und legen Sie die Flaschenteile behutsam mit einer Zange oder einem Löffel in das Wasser. Lassen Sie die Teile fünf Minuten lang kochen, nehmen Sie sie dann heraus und legen Sie sie auf ein sauberes Handtuch oder stellen Sie sie in ein Trockengestell, damit sie an der Luft trocknen. Setzen Sie dann die trockenen Teile mit sauberen Händen wieder zusammen oder tragen Sie dazu saubere Einmalhandschuhe. Verschließen Sie die Flasche, während Sie die Lösung herstellen, um eine Verunreinigung durch die Luft zu verhindern.

Geben Sie das destillierte Wasser und das natürliche Meersalz in einen Topf und erhitzen Sie beides langsam, bis sich das Salz aufgelöst hat. Füllen Sie das DMSO mit einer Spritze in die Tropfflasche. Gießen Sie dann 23,75 ml der Kochsalzlösung, die Sie gerade hergestellt haben, in die Flasche, schrauben Sie den Deckel darauf und schütteln Sie die Flasche. Die restliche Salzlösung in dem Topf können Sie wegschütten. Weil das DMSO mit Wasser exotherm (wärmeabgebend) reagiert, wird die Mischung in der Tropfflasche heiß werden. Sie haben soeben eine 20-prozentige DMSO Kochsalz-Augenlösung hergestellt. (Um eine 40-prozentige Lösung herzustellen, verdoppeln Sie einfach die Menge des DMSO.) Beschriften und datieren Sie Ihre Flasche; nach sechs Monaten sollten Sie eine neue Lösung herstellen.

Um so sauber wie möglich zu sein, wenn Sie die Augentropfen verwenden, waschen Sie bitte Ihre Hände mit Seife und heißem Wasser, und trocknen Sie sie mit einem sauberen Handtuch ab, bevor Sie die Pipette verwenden. Achten Sie darauf, den Augenbereich nicht mit der Spitze des Tropfers zu berühren, denn das verunreinigt ihn. Falls es Ihnen versehentlich passiert, stellen Sie sicher, den Tropfer in heißem Seifenwasser zu reinigen und mit einem sauberen Papierhandtuch oder einem frisch gewaschenen Handtuch abzutrocknen.

Ich stelle diese Tropfen her und sie sind in meinem Geschäft (siehe Seite 140) erhältlich, falls Sie sie lieber fertig kaufen. Beachten Sie auch, dass die 20-prozentige Lösung notfalls auch als Ohrentropfen funktionieren kann; dafür empfehle ich jedoch meine folgende Ohrentropfen-Rezeptur.

Ohrentropfen

50 ml Tropfflasche aus Glas
5 ml DMSO in pharmazeutischer Qualität von 99,995 Prozent
45 ml 15 ppm kolloidales Silberwasser

Mit dieser Rezeptur stellen Sie eine Lösung her aus 10 Prozent DMSO und 90 Prozent kolloidalem Silberwasser. Gießen Sie das DMSO und das kolloidale Silber in die saubere Glastropfflasche. Verschließen Sie die Flasche und schütteln Sie sie sachte. Warten Sie, bis die exotherme (wärmeabgebende) Reaktion vorüber ist, bevor Sie die Tropfen verwenden. Träufeln Sie 1 oder 2 Tropfen in jedes Ohr. Achten Sie darauf, Ihre Flasche zu beschriften und mit Datum zu versehen. Nach sechs Monaten sollten Sie eine neue Lösung herstellen.

Spülung für die Nasenhöhlen/Nasennebenhöhlen

Nasenspülkännchen oder Nasenapplikator mit Dosieranzeige
235 ml destilliertes Wasser
¼ Teelöffel Nasenspülsalz oder reines Meersalz (nicht jodiert)
11 ml DMSO in pharmazeutischer Qualität von 99,995 Prozent
½ Teelöffel 15 ppm kolloidales Silber
½ Teelöffel konservierungsmittelfreier Aloe-vera-Gelsaft (falls gewünscht)

Für eine Nasenspülung bei Nebenhöhleninfektionen, Polypen, Verletzungen, Allergien oder um eine allgemeine Entzündung in den Griff zu bekommen, ist eine 5- bis 10 prozentige DMSO-Lösung ideal. Verwenden Sie diese Lösung nicht, falls die Innenwände Ihrer Nase offen sind oder bluten.

Sie können ein Nasenspülkännchen kaufen oder ein Glas verwenden, um das Wasser „hochzuziehen“. Als Alternative können Sie einen Nasenapplikator mit Dosierangabe kaufen und eine Lösung in dieser Flasche herstellen. Diese Artikel finden Sie alle leicht im Internet.

Verwenden Sie bei dieser Nasenspülung lauwarmes destilliertes Wasser, um eine Verunreinigung mit Bakterien zu verhindern. Falls Ihnen nur Leitungswasser zur Verfügung steht, kochen Sie das Wasser erst drei Minuten lang ab und lassen Sie es dann abkühlen, bis es lauwarm ist. Schütten Sie das Nasenspülsalz oder das nichtjodierte Meersalz ins lauwarme Wasser. Rühren Sie, bis es sich völlig aufgelöst hat und gießen Sie dann das DMSO in die Lösung. Fügen Sie nun mit einem Plastik- oder Holzlöffel (nicht Metall!) das kolloidale Silber hinzu und rühren Sie alles behutsam. Jetzt ist die Mischung fertig und Sie können beide Nasenhöhlen spülen. Falls die Spülung zu stark brennt, geben Sie ½ Teelöffel konservierungsmittelfreien Aloe-vera-Gelsaft hinzu, um die Nasenschleimhaut zu beruhigen.

Wundspray

100 ml Sprühflasche aus Glas
50 ml DMSO in pharmazeutischer Qualität von 99,995 Prozent
50 ml destilliertes Wasser oder
50 ml 15 ppm kolloidales Silber

Ich möchte Ihnen die Geschichte erzählen, als meine Tochter das Radfahren ohne Stützräder lernte. Sie ist ein sehr wagemutiges und selbstsicheres Kind (ganz wie ihre Mutter) und ab und zu kann sie übermütig sein. Bevor wir eine Gelegenheit hatten, Knie- und Ellenbogenschoner für Kinder zu kaufen, wollte sie mit ihren Freunden die kleine Straße entlangfahren. Auf einer sandigen Stelle rutschte sie aus und stürzte. Dabei schürfte sie sich ihr Knie ziemlich schlimm auf. Ich glaube, das haben wir alle in unserer Kindheit irgendwann erlebt.

Zuerst dachte ich nicht daran, die Wunde mit DMSO zu versorgen. Ich säuberte sie einfach, sprühte kolloidales Silber darauf und trug eine selbstgemachte Ringelblumensalbe auf. Doch die Wundheilung dauerte viel länger, als wir uns das wünschten, und ihr Knie tat ihr immer noch weh. Ich fragte sie, ob es in Ordnung wäre, wenn ich eine 50-prozentige DMSO-Lösung auf ihre offene Wunde sprühte, auch wenn das brennen könnte. Sie war einverstanden und wir probierten es. Wie sich herausstellte, brannte das DMSO überhaupt nicht. Sie verspürte auf das Spray hin eine sofortige Linderung, deshalb beschlossen wir, es dreimal täglich aufzutragen. Am Tag darauf hatte sich ein normaler Schorf gebildet, doch sie klagte, es spanne so, deshalb befeuchtete ich die Stelle die nächsten zwei oder drei Tage mit Ringelblumensalbe. Nun heilte die Wunde sehr schnell, die neue Haut kam wunderbar durch und es blieb keine Narbe.

Ich stelle dieses Wundspray für meine Kunden her und es ist sehr beliebt.

Gießen Sie das DMSO und das destillierte Wasser mit einem Trichter in die Sprühflasche.

Wenn Ihnen das lieber ist, können Sie statt des Wassers auch 50 ml kolloidales Silber mit 15 ppm verwenden. Bewahren Sie das Spray an einem kühlen, dunklen Ort auf und stellen Sie nach sechs Monaten ein neues Spray her. Sie können diese Rezeptur bei allen Arten von Wunden verwenden, doch am besten warten Sie mit DMSO, bis die Wunde nicht mehr blutet. Vermeiden Sie dieses Spray bei Operationswunden, weil es die Wundnähte auflösen könnte.

Mundwasser

3,5 ml DMSO in pharmazeutischer Qualität von 99,995 Prozent
3,5 ml 3-prozentiges Wasserstoffperoxid in Lebensmittelqualität
7 ml destilliertes Wasser oder destilliertes Wasser gemischt mit konservierungsmittelfreiem Aloe-vera-Gelsaft im Verhältnis 1:1.

Mit diesem Mundwasser können Sie die Symptome von Zahnfleischerkrankungen und Zahninfektionen behandeln, obwohl Sie bei ernsten Zahnproblemen immer so schnell wie möglich Ihren Zahnarzt aufsuchen sollten. Ich persönlich rate meinen Klienten, sich einen ganzheitlich arbeitenden Zahnarzt in ihrer Nähe zu suchen, der ohne Amalgam/Quecksilber arbeitet.

Mischen Sie DMSO, Wasserstoffperoxid und destilliertes Wasser (oder destilliertes Wasser mit Aloe-vera-Gelsaft vermischt). Schwenken Sie es zweimal täglich einige Minuten im Mund und spucken Sie es aus. Schlucken Sie diese Mischung nicht.

Wenn Sie mit Mundproblemen zu tun haben, achten Sie auch darauf, die Grundursache zu beheben, die gewöhnlich mit Verdauung und Ernährung zusammenhängt, besonders mit Vitamin- und Mineralstoffmängeln. Zudem empfehle ich, die Zähne mit einer remineralisierenden Zahncreme zu putzen. Ratsam kann auch sein, als Nahrungsergänzungsmittel Bor, Magnesium und Vitamin K_2 in alle Behandlungspläne für Knochen- und Zahnprobleme mit aufzunehmen.

Rezeptur zur Pflege der Kopfhaut und für Haarwachstum

100 ml Sprühflasche aus Glas
50 ml DMSO in pharmazeutischer Qualität von 99,995 Prozent
20 ml konservierungsmittelfreier Aloe-vera-Gelsaft
30 ml destilliertes Wasser
6 Tropfen 100% naturreines ätherisches Rosmarinöl
4 Tropfen 100% naturreines ätherisches Pfefferminzöl

Seit ich mein DMSO-Spray für Haarwuchs entwickelt habe, habe ich viele freudige Rückmeldungen bekommen, wie das Spray nicht nur das Haarwachstum, sondern auch die Kopfhaut unterstützt und Schuppen beseitigt, fettiges Haar „trocknet" und graue Haare weniger werden lässt. Der Lösung, die ich in meinem Laden anbiete, füge ich noch Ackerschachtelhalm hinzu (*Equitum arvense*), der auch Zylinderputzer oder Winterschachtelhalm genannt wird. Außerdem gebe ich Rosmarin- und Pfefferminzextrakte hinzu. Doch hier ist eine einfachere Lösung, die Sie leicht zu Hause herstellen können.

Gießen Sie das DMSO mit einem Trichter in die Glassprühflasche. Geben Sie den Aloe-vera-Gelsaft, das destillierte Wasser und das ätherische Rosmarin- und Pfefferminzöl hinzu. Setzen Sie die Spraydüse wieder auf und schütteln Sie die Flasche gut. Sprühen Sie die Mischung auf sauberes, trockenes Haar und saubere, trockene Kopfhaut. Achten Sie darauf, für Ihre Haarwäsche nur naturreines Shampoo und eine naturreine Spülung zu verwenden. Verwenden Sie so viele Sprühstöße wie nötig, um ein größeres Areal um die Stelle herum zu versorgen, die Sie behandeln wollen. Lassen Sie das Spray vollständig einziehen. Schütteln Sie die Flasche zwischen den Anwendungen immer wieder gründlich.

Seien Sie bei lang bestehendem Haarausfall oder männlicher Glatzenbildung bei der Anwendung konsequent. Ideal ist ein- oder zweimal am Tag. In einigen Fällen kann es bis zu einem Jahr dauern, bis wirklicher Haarwuchs zu erkennen ist.

Vitamin- und Mineralmischung für die lokale Anwendung

50 ml Tropfflasche aus Glas
1 ml Magnesiumöl
2 Tropfen Lugolsche Jodlösung oder Povidon-Jod
Pulver einer ½ Kapsel Vitamin C
Pulver von ½ Kapsel Vitamin-B-Komplex
40 ml DMSO in pharmazeutischer Qualität von 99,995 Prozent
10 ml konservierungsmittelfreier Aloe-vera-Gelsaft

Stecken Sie einen Trichter in die Tropfflasche. Geben Sie das Magnesiumöl, Jod, Vitamin C und den Vitamin-B-Komplex, das DMSO und den Aloe-vera-Gelsaft in die Flasche. Schütteln Sie sie gut und bewahren Sie sie an einem kühlen, dunklen Ort auf. Stellen Sie nach sechs Monaten eine neue Mischung her. Diese Mixtur ist nur für die äußere Anwendung. Tragen Sie ein- oder zweimal täglich 3 bis 5 ml der Lösung auf jegliche Körperstelle auf, die Sie heilen wollen. Sobald Sie sich mit dieser Mischung sicher fühlen, können Sie experimentieren und andere Vitamine oder Mineralstoffe hinzufügen und so neue Mischungen herstellen.

Ein Wort zum Schluss

Hoffentlich finden Sie die vorgestellten Rezepte hilfreich für Ihre häuslichen Maßnahmen. Falls Sie sich dafür interessieren, andere homöopathische Mittel und Naturheilmittel für zu Hause zu erkunden, schauen Sie sich doch auf meiner Homepage um yummymummyemporium.org

Wie ich bereits sagte, ist es wichtig, mit Ihrem Arzt oder einer medizinischen Fachkraft zu sprechen, bevor Sie eine bzw. eines dieser Mischungen, Sprays und Tropfen in Ihren Gesundheitsplan mit aufnehmen. Ihre Gesundheit steht an erster Stelle!

Kapitel 7

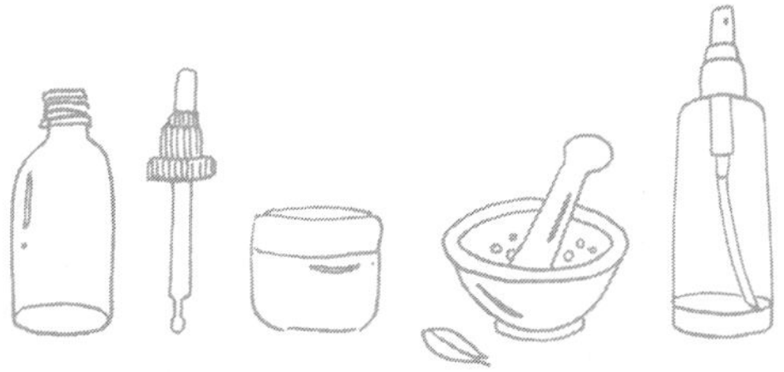

DMSO für unsere Freunde auf vier Pfoten

Ursprünglich bin ich in Tiermedizin ausgebildet, wie mein Bachelorabschluss in Naturwissenschaften zeigt, und ich arbeitete viele Jahre lang bezahlt und unbezahlt in verschiedenen Tierkliniken, Zoos und Wildtierzentren. Außerdem retteten meine Eltern streunende Katzen und übernahmen die Verantwortung für eine sehr große Katzenkolonie in meiner Heimatstadt. Die Gemeinde, die Tierschutzorganisation Humane Society und die Bürger vor Ort ignorierten dieses wachsende Problem, deshalb war ich ständig von Tieren umgeben, die Hilfe brauchten. Ich hatte außerdem das große Glück, in einer ganzheitlich arbeitenden Tierklinik tätig zu sein, die die konventionelle tiermedizinische Herangehensweise wunderbar mit naturheilkundlichen Prinzipien kombinierte. Hier lernte ich die Wirkung der Homöopathie und der Traditionellen Chinesischen Medizin kennen. Dass ich die beeindruckende Auswahl an Heilpflanzen kosten und probieren konnte, die die Ärzte in der Klinik hatten, und dass ich die wunderbare Wirkung der Akupunktur an Tieren beobachten konnte, machte mich zu der Medizinfrau, die ich heute bin. Dann absolvierte ich am British Institute of Homeopathy einen Fernlehrgang für Tierhomöopathie, um mehr zu lernen. Ich war völlig aus dem Häuschen, als ich unter den 100 Besten zu einem Vorstellungsgespräch an der University of Guelph eingeladen wurde, einer Universität, die für ihr

Angebot in Tiermedizin bekannt ist. Doch sie waren unbeeindruckt von meiner Leidenschaft für ganzheitliche Tiermedizin, und ich wurde abgelehnt, und zwar recht aggressiv. Ich entschied mich, stattdessen ein Institut für Naturheilkunde zu besuchen, in dem Wissen, dass ich die Informationen dennoch nutzen konnte, um, wann immer ich konnte, Tieren zu helfen.

In den vergangenen zwanzig Jahren habe ich eine Handvoll naturheilkundlicher Mittel an Tieren angewandt. Darunter waren kolloidales Silber, bestimmte pflanzliche Heilmittel, Futterumstellungen und Umstellungen in Bezug auf das Wasser und jetzt, natürlich, DMSO.

DMSO wird schon lange bei Pferden eingesetzt, doch in diesem Buch konzentriere ich mich auf unsere kleinen tierischen Freunde wie Katzen und Hunde. Die Verwendung von DMSO bei Hunden ist sicher und von der FDA zu Behandlung von Störungen im Bewegungsapparat zugelassen. Es hilft ausgezeichnet bei Gelenkschmerzen, Schwellungen, Entzündungen und sogar bei Sklerodermie und Lupus. DMSO kann bei allen Säugetieren und Reptilien eingesetzt werden, doch für die Dosierung sind Sie selbst zuständig. Die Regeln für die Anwendung bei Tieren: Dosieren Sie niedrig, testen Sie immer erst eine kleine Stelle, um die Empfindlichkeit festzustellen, und brechen Sie bei jeglichem Anzeichen einer negativen Reaktion die Behandlung ab und konsultieren Sie einen qualifizierten Behandler oder Tierarzt.

DMSO-Dosierung für Haustiere

Wenn Sie DMSO für Haustiere verwenden, ist es wichtig, Alter und Gewicht zu berücksichtigen. Nehmen Sie im Allgemeinen ein Achtel bis ein Viertel der Dosis für Menschen. Meine Faustregel für die innerliche Anwendung ist: 2 ml reines DMSO pro 10 (amerikanische) Pfund (also pro 4,5 kg) Körpergewicht in ausreichend destilliertem Wasser, um es auf einen Prozentgehalt zwischen 20 bis 50 Prozent zu verdünnen. Es kann dem Futter zugegeben oder ins Maul gespritzt werden.

Für die lokale Anwendung mischen Sie 2 ml reines DMSO mit 2 ml destilliertem Wasser (Sie stellen also eine 50-prozentige Lösung her). Tragen

Sie die Lösung an Stellen mit weniger Fell auf (Ohren, Schnauze, Bauch, Pfoten) oder reiben Sie sie ins Fell. Ich habe 90-prozentiges DMSO auf Operationswunden verwendet, doch bei höheren Dosierungen ist es am besten, mit einem ganzheitlichen Behandler zu arbeiten, der in der DMSO-Behandlung von Tieren Erfahrung hat.

Infektionen und Verletzungen

Reinigen Sie das betroffene Gebiet mit warmem Wasser und dann mit kolloidalem Silber. Sie können die Stelle auch mit einem alkoholischen Einreibemittel säubern, um ein Abschwellen zu unterstützen. Tragen Sie dann auf die betroffene Stelle eine 50-prozentige DMSO-Lösung auf, die mit destilliertem Wasser oder kolloidalem Silber verdünnt ist. Geben Sie bei einer Verletzung – vor allem mit Blutung und Bluterguss – immer das homöopathische Mittel Arnica montana C 30 oder die Potenz, die Sie gerade zur Hand haben. Lösen Sie 3 Kügelchen in etwas destilliertem Wasser auf und verabreichen Sie drei- bis sechsmal am Tag eine C-30-Dosis.

Augen

Sie können die 20-prozentigen DMSO-Augentropfen verwenden (siehe Seite 108), um die Linsentrübung eines Tieres zu behandeln. Ratsam ist auch, eine übliche Kochsalzlösung (0,9%) herzustellen oder zu kaufen, um die Augen des Tieres nach der Verabreichung der DMSO-Augentropfen zu beruhigen. Tiere können viel empfindlicher auf DMSO reagieren als Menschen. Falls das Tier eine 20-prozentige Lösung nicht verträgt, dann stellen Sie eine 10-prozentige her. Sie können diese Lösungen auch im Internet kaufen, einige haben Vitamin C oder Glutathion zugesetzt, was sicher in der Verwendung ist. Seien Sie sich jedoch bewusst, dass die Tropfen mit den Nährstoffen etwas stärker brennen als die ohne.

Herangehensweise bei chronischen Erkrankungen

Für die Behandlung von Symptomen bei Krebs, Organproblemen und Anfällen geben Sie ein- oder zweimal täglich 7 bis 10 Tropfen reines DMSO in mindestens die gleiche Menge (und bis zu 30 ml) destilliertes Wasser oder konservierungsmittelfreien Aloe-vera-Gelsaft mit einer

Spritze ins Maul. Das ist die Dosis für eine Katze mit mittlerem Gewicht oder einen kleinen Hund. Nach dem beschriebenen Mengenverhältnis werden Sie abhängig vom Gewicht des Tieres mehr oder weniger brauchen. Sie müssen DMSO auch lokal anwenden, das Futter umstellen und die spezifischen Organe ins Visier nehmen, die zu entgiften und harmonisieren sind, darum ist es unerlässlich, mit einem qualifizierten ganzheitlich arbeitenden Tierarzt oder Behandler zusammenzuarbeiten, der weiß, wie er in dem Fall vorgehen muss.

Ein Wort zum Schluss

Haustiere können mit einer Vielzahl wirksamer natürlicher Heilmittel behandelt werden, doch die zahlreichen Informationen zu dem Thema könnten ein eigenes Buch füllen! Falls Sie neugierig sind, welche weiteren naturheilkundlichen oder homöopathischen Mittel sich für Ihre Haustiere eignen, empfehle ich folgende Bücher:

Das Kräuterhandbuch für Hund und Katze von Juliette Baïracli Levy (liebevoll Kräuter-Juliette genannt); *The Encyclopedia of Natural Pet Care* von C. J. Puotinen; *The Homeopathic Treatment of Small Animals* von Christopher Day und *A Veterinary Materia Medica and Clinical Repertory* von George Macleod. In diesen Büchern schlage ich immer wieder nach.

Kapitel 8

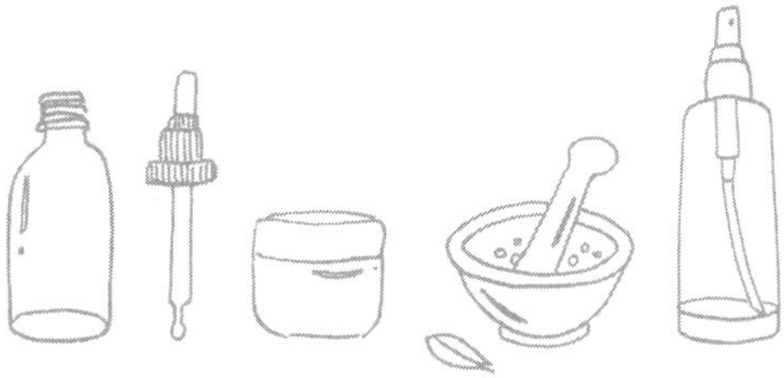

Von der FDA zugelassene medizinische Anwendungsmöglichkeiten von DMSO

Nach meiner Überzeugung kann man den medizinischen Aufsichtsbehörden leider nicht vollkommen trauen. Eine Meta-Analyse, die durchgeführt und 2013 im *Journal of Law, Medicine and Ethics* (JLME) veröffentlicht wurde, kam zu dem Schluss:

- 90 Prozent der von der FDA zugelassenen Medikamente bieten keine bessere Behandlung als bereits vorhandene Medikamente (in der Studie wurde ein Zeitraum von 30 Jahren untersucht).
- Verschreibungspflichtige Medikamente sind die vierthäufigste Todesursache in Amerika und die Ursache, dass Amerikaner eine Vielzahl von Nebenwirkungen von Medikamenten erleben, die das Leben belasten können.
- Seit die Pharmabranche damit begonnen hat, für die Begutachtung von Medikamenten große Beträge an die FDA zu spenden, und sie Kongressabgeordnete bezahlt hat, eine private Finanzierung zu akzeptieren, statt sich auf eine öffentliche Aufsicht zu stützen, hat dies dazu geführt, dass die FDA den Arzneimittel-Überprüfungsprozess beschleunigt hat, was eine weitere Gefahr für die amerikanische Öffentlichkeit darstellt.

- Die FDA legitimiert die Marketingstrategie, „Krankheiten zu verkaufen“, um neue Krankheitskategorien zu erfinden (genauer handelt es sich dabei um die offizielle Aufnahme in die Internationale Statistische Klassifikation der Krankheiten – ICD, Anm. des Verlags), gegen die sich dann Medikamente verschreiben lassen.
- Es existieren komfortable Vorschriften, die verhindern, dass die FDA die Preise ähnlicher Medikamente vergleicht oder das Preis-Leistungs-Verhältnis prüft.
- Nur in den USA ist es Pharmafirmen gestattet, ihre Medikamente ohne Beschränkung zu jedem beliebigen Preis zu verkaufen und die Preise jedes Jahr weiter anzuheben.[92]

Bei den Tausenden von Untersuchungen zu DMSO und jeder Menge klinischer Unbedenklichkeitsnachweise und dem umfassenden Nutzen für die Gesundheit, den Dimethylsulfoxid bietet, sollten diese Behörden diese Substanz längst akzeptiert, Ärzte und die Öffentlichkeit ausführlich informiert und weitere Stellen finanziert haben, um die Entwicklung DMSO-haltiger Produkte voranzutreiben. Doch wir leben in einer Welt, in der ein Großteil der Bevölkerung und die meisten Ärzte niemals überhaupt etwas von DMSO gehört haben.

Doch die Pharmaindustrie nimmt DMSO gern als Hilfsmittel zur Arzneimittelverabreichung, deshalb hat die FDA es für einen solchen Verwendungszweck zugelassen. Für alle, die sich für Wissenschaft interessieren und dafür, sich weiter in diese Handvoll genehmigter medizinischer Anwendungsmöglichkeiten von DMSO zu vertiefen, sind hier einige interessante Behandlungen, Lösungen und andere Anwendungen, die erneut den breiten Einsatzbereich und die Vielseitigkeit von DMSO unterstreichen.

RIMSO

RIMSO-50 gehört zu den ersten parenteralen Produkten (das heißt, etwas wird nicht über den Magen-Darm-Trakt zugeführt), das in den USA zugelassen wurde. Diese 50-prozentige sterile, nicht wärmeerzeugende, wässrige DMSO-Rezeptur wird dafür eingesetzt, die Symptome einer interstitiellen Zystitis in den Griff zu bekommen, das ist eine Erkrankung der Blasenwand.[93] RIMSO-50 wird mit einem Katheter oder einer Spritze langsam in die Blase des Patienten eingeträufelt und bleibt dort 10 bis 15 Minuten lang. Interstitielle Zystitis wird schon lang mit DMSO behandelt, und es gilt als sehr sichere Maßnahme ohne langfristige Nebenwirkungen.[94, 95] (In D ist DMSO nicht zur Behandlung der interstitiellen Zystitis zugelassen, Anm. des Verlags)

Zugelassene Anwendungen

Folgende Produkte, die DMSO in irgendeiner Weise enthalten oder verwenden und die derzeit über einen Arzt erhältlich sind, sind von der FDA zugelassen. Ich nehme diese Information aus zwei Gründen auf: um Ihnen ein Verständnis dafür zu vermitteln, dass die Medizinbranche sich des Wertes von DMSO und seiner Verwendung in vielen konventionellen Anwendungen bewusst ist, und um Sie darauf aufmerksam zu machen, dass Sie diese Anwendungen Ihrem Arzt gegenüber erwähnen können, falls Sie eine ähnliche Erkrankung haben.

- **Onyx** ist ein medizinisches Polymer in einer DMSO-Lösung, das in die Blutbahn injiziert wird, um intrakranielle Aneurysmen zu behandeln. Der Fachbegriff dafür ist „Flüssig-Emboliesystem". Sobald es injiziert ist, löst sich das DMSO auf und hinterlässt ein Klebstoff-artiges Material, das die Stelle des Aneurysmas ausfüllt, sich zu einem schwammartigen Material verfestigt und eine Ruptur des Aneurysmas verhindert. Onyx wird von Microtherapeutics Corporation of Irvine, Kalifornien, hergestellt.
  (Randbemerkung: Ich würde ein injizierbares Mittel aus homöopathischem Arnica montana und/oder Schafgarbe, in DMSO aufgelöst, herstellen, um diesen Zustand zu behandeln; diese botanischen Pflanzen sind die beiden besten Heilpflanzen, um Blutungen zu stoppen, und sie fördern außerdem die Regeneration des Gewebes.)

- **Tegress** ist in gewisser Weise ähnlich wie Onyx; es dient als Füllstoff in der Harnröhre und nutzt ebenfalls DMSO als Trägersubstanz.[96] Tegress wird von C. R. Bard in New Jersey hergestellt.
- **Viadur** ist ein weiteres Produkt, das DMSO als löslichkeitsfördernden Hilfsstoff nutzt (das heißt, als Arzneimittel freisetzendes Präparat zur Behandlung von Prostatakrebs löst es das Medikament und transportiert es an den Wirkort.[97]) Bei dieser 12-monatigen Behandlung, für die das Produkt in den Oberarm eingesetzt wird, wird nach und nach eine Lösung aus DMSO (104 mg) und Leuprolid-Acetat (72 mg) freigesetzt. Der Hersteller ist Bayer Healthcare Pharmaceuticals in Deutschland. (Das Medikament hat Bayer 2007 vom Markt genommen, Anm. des Verlags.)

Transdermal

Es gibt viele transdermale Wirkstoffe, einige werden schnell aufgenommen und andere erst nach längerer Verweildauer. Auch viele Giftstoffe können die Hautschichten durchdringen. Darum müssen wir unbedingt verstehen, wie wichtig es ist, unsere Haut nicht völlig mit giftigen chemischen Substanzen zu bedecken, die sich nur allzu leicht in so vielen kosmetischen Produkten und in Präparaten für die lokale Anwendung finden. Gleichermaßen wichtig ist, die Haut sauber und die Poren offen zu halten, denn die Haut ist keine „Einbahnstraße". Wenn Sie mehr Informationen darüber wollen, empfehle ich Ihnen, zum Thema Gua Sha zu recherchieren. Die folgende Liste habe ich aufgenommen als Orientierungshilfe beim Einkauf von Kosmetika, damit Sie chemische Substanzen meiden können, die möglicherweise Ihrer Gesundheit schaden.

Eine Zusammenstellung der Permeationsverstärker, die in der Industrie für transdermale Produkte verwendet werden, aufgelistet von der höchsten Toxizität zur geringsten (oder keiner) Toxizität:

- Oberflächenaktive Substanzen (Natriumlaurat, Cetyltrimethylammoniumbromid, Brij (Polyalkylenglycolether, gehört zu den nichtionischen Tensiden, Anm. des Verlags), Tween (ein Polysorbat, Anm. des Verlags) und Natriumcholat),
- Kohlenwasserstoffe (Alkane und Squalen),
- Alkohole (Ethanol, Pentanol, Benzylalkohol, Laurylalkohol, Propylenglykol und Glyzerin),
- Amide (1-Dodecylazacycloheptan-2-one [Azone], Harnstoff, Dimethylacetamid, Dimethylformamid und Pyrrolidon-Derivate),
- Amine (Diethanolamin und Triethanolamin),
- Fettsäuren (Ölsäure, Linolsäure, Valeriansäure und Laurinsäure),
- Ester (Isopropylpalmitat, Isopropylmyristat und Ethylacetat),
- Terpene (D-Limonen, Carvon und Anisöl),
- Phospholipide (Lezithin) und
- Sulfoxide (Dimethylsulfoxid).[98, 99, 100]

Die Stoffe dieser verschiedenen chemischen Gruppen können alle die Hautschichten durchdringen und in die Blutbahn gelangen. Etwa die Hälfte der aufgelisteten Substanzen ist giftig für den Körper, die anderen sind sicher, doch keine davon ist mit der transdermalen, der Heil- und der Trägerstoffwirkung von DMSO vergleichbar.

Kryokonservierung

DMSO wird schon lange für die Erhaltung von Knochenmark und Blutbestandteilen bei niedrigen Temperaturen eingesetzt. DMSO ist „allgemein anerkannt“ als Kälteschutzsubstanz für die Verwendung bei menschlichen Zellen, Geweben, Zell- und gewebebasierten Produkten (HCT/Ps), wie sie die FDA definiert.[101, 102]

In der USA wird DMSO in pharmazeutischer Qualität häufig verwendet für die Kryokonservierung von Stammzellen aus dem Nabelschnurblut bei der Geburt. Nabelschnurblut wird gespritzt zur Behandlung bestimmter Krankheiten des Blutes und des Immunsystems, zum Beispiel genetisch bedingter Erkrankungen.

In den USA zugelassene Produkte für die Tiergesundheit

Der Einsatz von DMSO bei Pferden ist gut belegt, und die meisten Pferdehalter wissen um die vielfältigen Anwendungsmöglichkeiten. Domoso, eine 90-prozentige DMSO-Lösung, die es sowohl in flüssiger als auch in Gelform gibt, ist bei akuten Schwellungen bei Pferden angezeigt.[103] Die meisten Pferdehalter verwenden DMSO lang genug, um sich seines Wertes als zulassungsüberschreitendes Produkt bewusst zu sein (das heißt, es wird bei Symptomen und Krankheiten verwendet, für die es offiziell nicht zugelassen ist). Zu den am häufigsten bei Pferden diagnostizierten Gesundheitsproblemen zählen Verletzungen des Bewegungsapparates, Arthritis und Gelenkerkrankung. Pferdehalter setzen DMSO häufig ein, um Schmerzen und Entzündungen zu lindern, die von diesen häufigen Problemen hervorgerufen werden, und um die Heilung zu unterstützen. DMSO wird oftmals mit Magensonden in den Magen oder den Darm des Pferdes eingeführt. DMSO kann bestimmte Medikamente konzentrieren; das ist für Pferderennen wichtig zu wissen, weil es hier sehr spezifische Regelungen für Medikamentenkontrolltests gibt.

Mit Synotic, das 60 Prozent DMSO enthält, behandeln Tierärzte Ohrinfektionen bei Hunden.

DMSO-haltige Produkte, die außerhalb der USA auf dem Markt sind

Der antivirale Wirkstoff Idoxuridin wird in Europa für die Behandlung von Gürtelrose eingesetzt.[104] DMSO wird mit Idoxuridin im Medikament dafür eingesetzt, dass es die Gewebe durchdringt und die geschädigten Zellen erreicht.

In Kanada und der Europäischen Union gibt es DMSO-haltige Lokaltherapeutika zur Behandlung bestimmter Arten von Gelenkschmerzen; und in verschiedenen Teilen der ehemaligen Sowjetunion ist DMSO laut Gesetz zur Selbstbehandlung zugelassen.[105] In China wird DMSO ebenfalls weit verbreitet in der Selbstmedikation als Lokaltherapeutikum zur Schmerzlinderung genutzt.

Andere Bezeichnungen für DMSO

Für DMSO gibt es verschiedene Bezeichnungen und die gibt es in einer Vielzahl von Sprachen. Viele der englischen Bezeichnungen enthalten Dimethyl-Sulfoxid (zwei Wörter), Dimeythlysulfoxid (ein Wort), Dimethyl-Sulphoxid, Methyl-Sulphoxid, Me_2SO, NSC-763, SQ-9453 und Sulphinybismethan. Das ist hilfreich, falls Sie weiter recherchieren wollen, denn mit den Stichwörtern DMSO oder Dimethyl-Sulfoxid dürften Sie bestimmte Studien nicht finden.

Ein Wort zum Schluss

Liebe Leserinnen und Leser, die Sie nun zum Ende dieses Buches kommen, meine feste Absicht ist, Sie zu unterstützen, eine neue Ebene des Wissens mitzunehmen, eine neue Fertigkeit und eine neu gefundene Freiheit: die Befähigung, über DMSO und seine gute Anwendung Bescheid zu wissen. Sie tragen nun ein Wissen in sich, das noch so wenige besitzen, und in Ihrem Regal steht ein Ratgeber, der Ihnen helfen kann, zuversichtlich durch häufige Beschwerden zu kommen, die uns so oft im Leben begegnen.

Es ist mein tiefster Wunsch, zu erleben, wie die Menschheit aufblüht, gesünder wird, Ungerechtigkeit überwindet, Korruption aufdeckt und in friedlicher Koexistenz mit der Natur lebt. Indem wir Wissen weitergeben, lernen wir, besser für uns zu sorgen und selbst die Verantwortung für unsere Gesundheit zu übernehmen; dadurch können wir Krankheiten vorbeugen, bevor sie uns heimsuchen. Und wir können auf die Signale hören, die uns unser Körper gibt, damit wir wissen, dass wir unsere Gewohnheiten ändern müssen. Wenn wir heilen, haben wir mehr Energie und können uns um andere kümmern, um gemeinsam Probleme zu lösen und eine von Liebe und Freundlichkeit erfüllte Welt zu erschaffen. Es ist unser Geburtsrecht und es liegt an uns, es in Anspruch zu nehmen.

Bitte geben Sie dieses Buch an andere weiter. Erzählen Sie ihnen davon. Fragen Sie sie, ob sie jemals von DMSO gehört haben. Erinnern Sie sie, wie unser Schöpfer alles, was wir für unseren Frieden, unsere Gesundheit und unser Glück brauchen, in den Pflanzen erschuf, die überall um uns herum wachsen. Teilen Sie ihnen dann mit, dass es eine andere Möglichkeit gibt, sich besser zu fühlen, dass Hoffnung besteht für ihr Wohlbefinden und dass es einen besseren Weg gibt.

Ich danke Ihnen, dass Sie meine Worte gelesen haben, dass Sie meine Leidenschaft für natürliche Gesundheit und naturheilkundliche Heilweisen verstehen und sich die Zeit nehmen, etwas über DMSO zu erfahren. Auf Ihrem weiteren Weg begleitet Sie von nun an die Weisheit der Bäume. Möge es Ihnen auf Ihrem Weg gutgehen!

Quellenverzeichnis

1 Elizabeth C. Asher et al., "Measurement of DMS, DMSO, and DMSP in Natural Waters by Automated Sequential Chemical Analysis," *Methods* 13, no. 9 (2015): 451–62, doi: 10.1002/lom3.10039.

2 Irena Kratochvílová et al., "Theoretical and Experimental Study of the Antifreeze Protein AFP752, Trehalose and Dimethyl Sulfoxide Cryoprotection Mechanism: Correlation with Cryopreserved Cell Viability," *RCS Advances* 7, no. 1 (2017): 352–60.

3 Patrick McGrady Sr., *The Persecuted Drug: The Story of DMSO* (New York: Charter Books, 1980).

4 "Biological Actions of Dimethyl Sulfoxide," *Annals of the New York Academy of Sciences* 243, no. 1 (1967): 5–508.

5 "Number of Thalidomide Victims in US Vastly Underreported, Lawsuit Claims," last modified October 25, 2011, Hagens Berman, https://www.hbsslaw.com/cases/thalidomide/pressrelease/thalidomide-number-of-thalidomide-victims-in-us-vastly-underreported-lawsuit-claims.

6 Stanley W. Jacob, interview by Mike Wallace, "The Riddle of DMSO," *Sixty Minutes*, CBS, March 23, 1980.

7 Stanley W. Jacob, interview by Mike Wallace, "The Riddle of DMSO," *Sixty Minutes*, CBS, March 23, 1980.

8 Stanley W. Jacob and Jack C. de la Torre, *Dimethyl Sulfoxide (DMSO) in Trauma and Disease* (Boca Raton, FL: CRC Press, 2015).

9 Poornima Tamma, "Organ Transport Could Get Chillier with New UT Research," *The Daily Texan*, July 13, 2017, http://www.dailytexanonline.com/2017/07/13/organ-transport-could-get-chillier-with-new-ut-research.

10 Rebecca Notman et al., "The Permeability Enhancing Mechanism of DMSO in Ceramide Bilayers Simulated by Molecular Dynamics," *Biophysical Journal* 93, no. 6 (2007): 2056–68, doi: 10.1529/biophysj.107.104703.

11 T. C. Moore et al., "The Influence of Ceramide Tail Length on the Structure of Bilayers Composed of Stratum Corneum Lipids," *Biophysical Journal* 114 (2018): 113–25.

12 Gabriela Segura, "DMSO: The Real Miracle Solution," last modified May 12, 2011, https://www.sott.net/article/228453-DMSO-The-Real-Miracle-Solution.

13 Hartmut Fischer and Seiriol Dafydd, *The DMSO Handbook: A New Paradigm in Healthcare* (Schnaittach: Daniel Peter Verlag, 2015).

14 Noda, Masami & Ma, Yue & Yoshikawa, Yuko & Imanaka, Tadayuki & Mori, Toshiaki & Furuta, Masakazu & Tsuruyama, Tatsuaki & Yoshikawa, Kenichi. "A single-molecule assessment of the protective effect of DMSO against DNA double-strand breaks induced by photo-and y-ray-irradiation, and freezing." *Scientific Reports* 7, (August 2017): 8557, doi:10.1038/s41598-017-08894-y.

15 Thomas W. Pearson, Howard J. Dawson, and Homer B. Lackey, "Naturally Occurring Levels of Dimethyl Sulfoxide in Selected Fruits, Vegetables, Grains, and Beverages," *Journal of Agriculture and Food Chemistry* 29, no. 5 (1981): 1089–91, doi:10.1021/jf00107a049.

16 De Pinieux et al. "Lipid-lowering drugs and mitochondrial function: effects of HMG-CoA reductase inhibitors on serum ubiquinone and blood lactate/pyruvate ratio." *Br J Clin Pharmacol* 42, no. 3 (September 1996): 333-37, doi: 10.1046/j.1365-2125.1996.04178.x

17 Bliznakov EG, Wilkins DJ. "Biochemical and clinical consequences of inhibiting coenzyme Q10 biosynthesis by lipid-lowering HMG-CoA reductase inhibitors (statins). A critical review." *Adv Ther* 15, no. 4 (July 1998): 218-28.

18 "Whitaker J. Citizens' petition filed with FDA to include Coenzyme Q10 use recommendation in all statin drug labelling," *Life Extension Magazine*, May 23, 2002.

19 Folkers K et al. "Lovastatin decreases coenzyme Q levels in humans." *Proc Natl Acad Sci* USA 87, no. 22 (November 1990): 8931-34, doi: 10.1073/pnas.87.22.8931.

20 Umme Aiman, Ahmad Najmi, and Rahat Ali Khan, "Statin Induced Diabetes and Its Clinical Implications," *Journal of Pharmacology and Pharmacotherapeutics* 5, no. 3 (2014): 181–85, doi: 10.4103/0976-500X.136097.

21 Justin Smith, *$29 Billion Reasons to Lie about Cholesterol: Making Profit by Turning Healthy People into Patients* (Matador, 2009).

22 McGrady, *The Persecuted Drug*, 58–59.

23 Andrey A. Gurtovenko and Jamshed Anwar, "Modulating the Structure and Properties of Cell Membranes: The Molecular Mechanism of Action of Dimethyl Sulfoxide," *The Journal of Physical Chemistry* 111, no. 35 (2007): 10453–60, doi: 10.1021/jp073113e.

24 Aubin, R.A. & Weinfeld, Michael & Mirzayans, Razmik & Paterson, Malcolm. (1994). Polybrene/DMSO-assisted gene transfer – Generating stable transfectants with nanogram amounts of DNA. Molecular biotechnology. 1. 29-48. 10.1007/BF02821509.

25 Lyra Nara, "Nature's Best Healer," accessed November 19, 2019, https://lyranara.me/dmso.
26 Formanek K and Kovak W., "Die Wirkung von DMSO auf experimentell erzeugte Rattenpfotenödeme, in *DMSO Symposium*, Vienna, Austria. Saladruk, Berlin, Germany, 1966: 18–26.
27 P. Gorog and I. B. Kovacs, "Effect of Dimethyl Sulfoxide (DMSO) on Various Experimental Inflammations," *Current Therapeutic Reasearch* 10, no. 9 (1968): 486–92.
28 Jacob and De la Torre, *Dimethyl Sulfoxide in Trauma and Disease.*
29 M. Johnson and P. W. Ramwell, *Implications of Prostaglandins in Hematology* (New York: Academic Press, 1974), 275–304.
30 P. B. Weiser, M. A. Zeiger, and J. N. Falin, "Effects on Dimethyl Sulfoxide on Cyclic AMP Accumulation, Lipolysis and Glucose Metabolism of Fat Cells," *Biochemical Pharmacology* 26, no. 8 (1977): 775–78.
31 P. Gorog and I. B. Kovacs, "Effect of Dimethyl Sulfoxide (DMSO) on Various Experimental Cutaneous Reactions," *Pharmacology* 2, no. 5 (1969): 313–19, doi: 10.1159/000136034.
32 G. Weissmann, G. Sessa, and V. Bevans, "Effect of DMSO on the Stabilization of Lysosomes by Cortisone and Chloroquine in Vitro," *Annals of the New York Academy of Sciences* 141, no. 1 (1967): 326–32.
33 W. M. Sams Jr., "The Effects of Dimethyl Sulfoxide on Nerve Conduction," *Annals of the New York Academy of Sciences* 141, no. 1 (1967): 242–47.
34 C. Norman Shealy, "The Physiological Substrate of Pain," *Headache: The Journal of Head and Face Pain* 6, no. 3 (1966): 101–8.
35 Ronald Houwing et al., "An Unexpected Detrimental Effect on the Incidence of Heel Pressure Ulcers after Local 5% DMSO Cream Application: A Randomized, Double-blind Study in Patients at Risk for Pressure Ulcers." *Wounds* 20, no. 4:84-8(2008).
36 Houwing et al, "An Unexpected Detrimental Effect."
37 Harry H. Szmant, "Physical Properties of Dimethyl Sulfoxide and Its Function in Biological Systems," *Annals of the New York Academy of Sciences* 243, no. 1 (1975): 20–23.
38 Carolina Sanmartin-Suarez, "Antioxidant Properties of Dimethyl Sulfoxide and Its Viability as a Solvent in the Evaluation of Neuroprotective Antioxidants," *Journal of Pharmacological and Toxicological Method* 63, no. 2 (2010): 209–15.
39 Jacob and De La Torre, *Dimethyl Sulfoxide in Trauma and Disease.*
40 R. D. Broadwell, M. Salcman, and R. S. Kaplan, "Morphologic Effect of Dimethyl Sulfoxide on the Blood–Brain Barrier," *Science* 217, no. 4555 (1982):164–66, doi :10.1126/science/7089551.
41 Jacob and De La Torre, *Dimethyl Sulfoxide in Trauma and Disease.*
42 Genro Kashino , Yong Liu, Minoru Suzuki, Shin-ichiro Masunaga, Yuko Kinashi, Koja Ono, Keiz Tano, and Masami Watanabe. "An alternative mechanism for Radioprotection by Dimethyl Sulfoxide, Possible Facilitation of DNA Double Strand Break Repair" *Journal of Radiation*

Research, 51 no. 6 (2010): 733-740, doi: 10.1269/jrr.09106.

43 Glenn E. Pottz, James H. Rampey, and Furmandean Benjamin, "The Effect of Dimethyl Sulfoxide (DMSO) on Antibiotic Sensitivity of a Group of Medically Important Microorganisms: Preliminary Report," *Annals of the New York Academy of Sciences* 141, no. 1 (1967): 261–72, doi: 10.1111/j.1749-6632.1967.tb34888.x.

44 H. Basch and H. H. Gadebusch, "In Vitro Antimicrobial Activity of Dimethylsulfoxide," *Applied Microbiology* 16, no. 12 (1968): 1953–54.

45 Jacob and De La Torre, *Dimethyl Sulfoxide in Trauma and Disease.*

46 T. Szydlowska and I. Pawloska, "In Vivo Studies on Reversion to Sensitivity of INH-resistant Tubercle Bacilli under the Influence of Dimethylsulfoxide (DMSO)." *Archivum Immunologiae Therapiae Experimentalis* 22, no. 4 (1974): 559–61.

47 R. D. Broadwell, M. Salcman, and R. S. Kaplan, "Morphologic Effect of Dimethyl Sulfoxide on the Blood–Brain Barrier," *Science* 217, no. 4555 (1982):164–66, doi :10.1126/science/7089551.

48 G. B. Bradham, J. J. Sample. "The Vascular and Thermal Effects of Dimethyl Sulfoxide." Ann N Y Acad Sci., 141 no. 1 (March 1967): 225-30, doi: 10.1111/j.1749-6632.1967.tb34883.x.

49 S. Rehncrona, B. K. Siesjo, and D. S. Smith, "Reversible Ischemia of the Brain: Biochemical Factors Influencing Restitution," *Acta Physiologia Scandinavica Supplementum* 492 (1980): 135–40.

50 T. Kaneda, et al., "Endothelium Dependent and Independent Vasodilator Effects of Dimethyl Sulfoxide in Rat Aorta," *Pharmacology* 97, no. 3–4 (2016): 171-76, doi: 10.1159/000443894.

51 I. G. P. Duimel-Peeters et al., "A Systematic Review of the Efficacy of Topical Skin Application of Dimethyl Sulfoxide on Wound Healing and as an Anti-Inflammatory," *Wounds* 15, no. 12 (2003): 361–70.

52 N. C. Santos et al., "Multidisciplinary Utilization of Dimethyl Sulfoxide: Pharmacological, Cellular, and Molecular Aspects," *Biochemical Pharmacology* 65, no. 7 (2003): 1035–41.

53 M. Muir, "DMSO: many uses, much controversy," *Alternative and Complementary Therapies*, vol. 2 (July/August 1996): 230–235.

54 Y. Tachi, Y. Okuda, C. Bannai, N. Okamura, S. Bannai, K. Yamashita. "High concentration of glucose causes impairment of the function of the glutathione redox cycle in human vascular smooth muscle cells," *FEBS Letters* 421 no. 1 (1998): 19-22, doi: 10.1016/s0014-5793(97)01526-3.

55 Jeanne A. Drisko, "Chelation Therapy" in *Integrative Medicine*, ed. David Rakel (Amsterdam: Elsevier, 2017), 1004–15.

56 Archie H. Scott, *The DMSO Handbook for Doctors* (Bloomington, IL: iUniverse, 2013).

57 Jennifer L. Hanslick et al., "Dimethyl Sulfoxide (DMSO) Produces Widespread Apoptosis in the Developing Central Nervous System," *Neurobiology of Disease* 34, no. 1 (2009): 1–10.

58 M. A. Higman et al., "Reversible Leukoencephalopathy Associated with Re-infusion of DMSO Preserved Stem Cells," *Bone Marrow Transplant* 26, no. 7 (2000): 797–800.

59 H. J. Mallach, "Interaction of DMSO and Alcohol," *Annals of the New York Academy of Sciences* 141, no. 1 (1967): 457–62.

60 Lee S. Simona et al., "Efficacy and Safety of Topical Diclofenac Containing Dimethyl Sulfoxide (DMSO) Compared with Those of Topical Placebo, DMSO Vehicle and Oral Diclofenac for Knee Osteoarthritis," *Pain* 143, no. 3 (2009): 238–45.

61 Robert L. Perlman and J. Wolff, "Dimethyl Sulfoxide: An Inhibitor of Liver Alcohol Dehydrogenase," *Science* 160, no. 3825 (1968): 317–19.

62 Heather Smith Thomas, "Harnessing the Power of DMSO," Equus, last modified March 10, 2017, https://equusmagazine.com/lameness/dmso-for-horses-8468.

63 P. A. Doig, "Dimethyl Sulfoxide and Alcohol—A Potentially Dangerous Combination," *Canadian Veterinary Journal* 40, no. 11 (1999): 755–56.

64 Jessamine Ng Lee, Cheolmin Park, and George M. Whitesides, "Solvent Compatibility of Poly(dimethylsiloxane)-Based Microfluidic Devices," *Analytical Chemistry* 75, no. 23 (2003): 6544–54.

65 Heal Yourself at Home. "DMSO Compatibility with Plastics Types and Other Materials," accessed November 20, 2019, http://healyourselfathome.com/HOW/THERAPIES/DMSO-MSM/DMSO_compatibility_chart.aspx.

66 Heal Yourself at Home. "DMSO Compatibility with Plastics."

67 Rene Miranda-Tirado, "Dimethyl Sulfoxide Therapy in Chronic Skin Ulcers," *Annals of the New York Academy of Sciences* 243 (1975): 408–11.

68 Alison Vickery, "Natural Antihistamine," December 21, 2013, https://alisonvickery.com.au/natural-antihistamine.

69 Ayman Atiba and Alaa Ghazy, "The Effects of Topical Dimethyle Sulfoxide on Second-Degree Burn Wound Healing in Dogs," *Alexandria Journal of Veterinary Sciences* 2015, 45: 6-12

70 S. Shimizu, R. P. Simon, and S. H. Graham, "Dimethylsulfoxide (DMSO) Treatment Reduces Infarction Volume after Focal Cerebral Ischemia in Rats," *Neuroscience Letter* 239, no. 2–3 (1997): 125–27.

71 H. Baschand and H. H. Gadebusch, "In Vitro Antimicrobial Activity of Dimethylsulfoxide," *Applied Microbiology* 16, no. 12 (1968): 1953–54.

72 Archie H. Scott, *The DMSO Handbook for Doctors* (Bloomington, IL: iUniverse, 2013).

73 John Heinz and Laudahn Gerhard, "Clinical Experiences with the Topical Application of DMSO in Orthopedic Diseases: Evaluation of 4180 Cases," *Annals of the New York Academy of Science* 141, no. 1 (1967): 506–16.

74 M. Gaspar et al., "Efficacy of a Topical Treatment Protocol with Dimethyl Sulfoxide 50% in Type 1 Complex Regional Pain Syndrome," *Farmacia Hospitilaria* 36, no. 5 (2012): 385–91.

75 "Vitamins B6 And B12 Could Relieve Painful Carpal Tunnel Symptoms," Dr. Glenn S. Rothfield's Nutrition and Healing, accessed November 20, 2019, https://nutritionandhealing.com/2013/07/29/vitamins-b6-and-b12.

76 E. C. Percy and J. D. Carson, "The Use of DMSO in Tennis Elbow and Rotator Cuff Tendonitis: A Double-Blind Study," *Medicine and Science in Sports and Exercise* 13, no. 4 (1981): 215–19.

77 J. H. Brown, "Clinical Experience with DMSO in Acute Musculoskeletal Conditions Comparing a Noncontrolled Series with a Controlled Double Blind Study," *Annals of the New York Academy of Sciences* 141, no. 1 (1967): 496–505.

78 A. Steinberg, "The Employment of Dimethyl Sulfoxide as an Anti-Inflammatory Agent and Steroid-Transporter in Diversified Clinical Disease," *Annals of the New York Academy of Sciences* 141, no. 1 (1967): 532–50.

79 S. W. Jacob, and J. C. de la Torre, *Dimethyl sulfoxide (DMSO) in Trauma and Disease.* (Boca Raton: CRC Press, 2015.

80 Jacob and de la Torrre, *DMSO in Trauma and Disease.*

81 Michael E. Benros et al., "Autoimmune Diseases and Severe Infections as Risk Factors for Mood Disorders: A Nationwide Study," *JAMA Psychiatry* 70, no. 8 (2013): 812–20.

82 Johann Steiner et al., "Severe Depression Is Associated with Increased Microglial Quinolinic Acid in Subregions of the Anterior Cingulate Gyrus: Evidence for an Immune-Modulated Glutamatergic Neurotransmission?" *Journal of Neuroinflammation* 8, no. 94 (August 2011): doi:10.1186/1742-2094-8-94.

83 Elaine Setiawan et al., "Role of Translocator Protein Density, a Marker of Neuroinflammation, in the Brain during Major Depressive Episodes," *JAMA Psychiatry* 72, no. 3 (2015): 268–75, doi:10.1001/jamapsychiatry.2014.2427.

84 Elaine Setiawan et al., "Association of Translocator Protein Total Distribution Volume with Duration of Untreated Major Depressive Disorder: A Cross-Sectional Study," *The Lancet* 5, no. 4 (2018): 339–47.

85 Eduardo Ramirez and Segisfredo Luza, "Dimethyl Sulfoxide in the Treatment of Mental Patients," *Annals of the New York Academy of Sciences* 141, no. 1 (1967): 655–67.

86 Ramirez and Luza, "Treatment of Mental Patients," 655–67.

87 Gordon DM, Kleberger KE. The Effect of Dimethyl Sulfoxide (DMSO) on Animal and Human Eyes. Arch Ophthalmol. 1968;79(4):423–427.

88 Jun Matsumoto, "Clinical Trials of Dimethyl Sulfoxide in Rheumatoid Arthritis Patients in Japan," *Annals of the New York Academy of Sciences* 141, no. 1 (1967): 560–68.

89 "Undecylenic Acid," CastorOil, last modified 2018, http://www.castoroil.in/castor/castor_seed/castor_oil/c11/undecylenic_acid/undecylenic_acid.html.

90 J. M. Caron et al., "Methyl sulfone induces loss of metastatic properties and reemergence of normal phenotypes in a metastatic cloudman S-91 (M3) murine melanoma cell line." PloS One 5 no. 8 (August 2010): e11788, doi:10.1371/journal.pone.0011788.

91 Tony St. Leger, "Meet the Eye Microbiome," *Scientific American*, June 23, 2019, https://www.scientificamerican.com/article/meet-the-eye-microbiome/.

92 Light, Donald W. and Lexchin, Joel and Darrow, Jonathan J., Institutional Corruption of Pharmaceuticals and the Myth of Safe and Effective Drugs (June 1, 2013*). Journal of Law, Medicine and Ethics*, 2013, Vol. 14, No. 3: 590-610. Available at SSRN: https://ssrn.com/abstract=2282014

93 A.M.A. Department of Drugs, eds., Agents Used to Treat Interstitial Cystitis in A.M.A. Drug Evaluations (Chicago: American Medical Association, 1980), 617–18.

94 S. W. Shirley, B. H. Stewart, and S. Mirelman, "Dimethyl Sulfoxide in Treatment of Inflammatory Genitourinary Disorders," *Urology* 11, no. 3 (1978): 215–20.

95 J. Rössberger, M. Fall, and R. Peeker, "Critical Appraisal of Dimethyl Sulfoxide Treatment for Interstitial Cystitis: Discomfort, Side-Effects and Treatment Outcome," *Scandinavian Journal of Urology and Nephrology* 39, no. 1 (2005): 73–77.

96 Roger R. Dmochowski, "Tegress Urethral Implant Phase III Clinical Experience and Product Uniqueness," *Reviews in Urology* 7 (2005): S22–S26.

97 R. G. Strickley, "Solubilizing Excipients in Oral and Injectable Formulations," *Pharmaceutical Research* 21, no. 2 (2004): 201-230.

98 Kalpana S. Paudel et al., "Challenges and Opportunities in Dermal/Transdermal Delivery," *Therapeutic Delivery* 1, no. 1 (2011): 109–31.

99 D. Prabhakarl, J. Sreekanth, and K. N. Jayaveera, "Effect of Dimethylsulfoxide on Transdermal Patches of Azelnidipine," Scholars Research Library *Der Pharmacia Lettre* 6, no. 1 (2014): 120–27.

100 "Fentanyl Transdermal System (Marketed as Duragesic) Information," U.S. Food and Drug Administration, July 10, 2015, https://www.fda.gov/drugs/postmarket-drug-safety-information-patients-and-providers/fentanyl-transdermal-system-marketed-duragesic-information.

101 U.S. Food and Drug Administration, Code of Federal Regulations Title 21, April 1, 2018, https://www.accessdata.fda.gov/scripts/cdrh/cfdocs/cfCFR/CFRSearch.cfm.

102 "NucliSens HIV-1 QT,," U.S. Food and Drug Administration, last modified November 13, 2001, https://www.fda.gov/media/73107/download.

103 C. F. Brayton,"Dimethyl Sulfoxide (DMSO): A Review," *Cornell Veterinarian* 76, no. 1 (1986): 61–90.

104 A. Aliaga et al., "A Topical Solution of 40% Idoxuridine in Dimethyl Sulfoxide Compared to Oral Acyclovir in the Treatment of Herpes Zoster. A Double-Blind Multicenter Clinical Trial," *Medicina Clinica* 98, no. 7 (1992): 245–49.

105 Alexandra Ely and B. Lockwood, "What Is the Evidence for the Safety and Efficacy of Dimethyl Sulfoxide and Methylsulfonylmethane in Pain Relief?" *Pharmaceutical Journal* 269, no. 7223 (2002): 685–87.

Danksagungen

Ein Buch zu schreiben, ist anstrengender, als ich gedacht hatte, und viel lohnender, als ich mir je hätte vorstellen können. Dabei gab es einige späte Abend- und frühe Morgenstunden und Zeiten, in denen ich mich wirklich über die gedachten Grenzen meiner Leistungsfähigkeit pushen musste. Vergangenes Frühjahr hatte ich eine Überschwemmung in meinem Haus, und es dauerte Monate, bis ich eine Baufirma fand, die die Böden austauschte. Mit der Zeit wurde mein Schreibprozess zu einer immer größeren Herausforderung und ich merkte, dass sich an meinem Arbeitsplatz mehr und mehr Schimmel bildete, der ironischerweise meine Gesundheit beeinträchtigte … ich war die ganze Zeit müde.

Meine Familie passte auf mich auf, meine Eltern halfen mir, eine Firma für die neuen Böden zu finden, sie nahmen sogar meinen älteren Hund zu sich nach Hause, wodurch sich ein Zeitfenster auftat und mein Stress nachließ. Opa Gerry kam und nahm meine Tochter mit zu sich, damit ich etwas Zeit hatte, in der ich mich konzentrieren konnte. Ich bin meiner Familie dankbar für diese Akte der Zuneigung, sie waren wirklich lebenswichtig.

Wenn man ein Buch schreibt, hat man bestimmte Vorstellungen und Erwartungen an sich selbst, doch als alleinerziehende Mutter und Unternehmerin mit einem abgelegenen Wohnsitz raubte mir der Schreibprozess die Zeit, die ich normalerweise auf soziale Aktivitäten verwende und in der ich Freunde treffe. Mein Leben wurde sehr isoliert und viele Verbindungen brachen weg. Ich las und recherchierte viel für dieses Buch, das erfordert Zeit: Zeit der Konzentration, der Stille und Zeit zum Nachdenken. Da blieb keine Zeit und Energie mehr für Sozialkontakte, besonders wenn man ein florierendes Unternehmen am Laufen hält!

Ich habe zufällig eine Tochter, die gern ständig singt. Das klingt zwar schön und ist es meistens auch, doch wenn man eine Zeit der Ruhe will und Homeschooling praktiziert, ist diese ruhige Zeit nur sehr schwer zu finden. Darum wachte ich morgens früh auf, um zu schreiben, oder blieb abends lange auf. An manchen Tagen hatte ich nicht genug Geduld und ich bin Anwyn, meinem kleinen Liebling, dankbar, dass sie während dieses Schreibprozesses Verständnis und Mitgefühl für mich hatte. Sie sei stolz auf mich, das sagte sie mir viele Male. Danke Anwyn, Mami ist auch sehr stolz auf dich!

Außerdem hatte ich eine Fanrunde. Meine liebste Freundin Janene Greer schickte mir aufmunternde Botschaften und begeisterte sich für mich, wenn ich dafür keine Energie hatte. Gleich nach dem Aufwachen bekam ich kleine Texte, in denen es hieß: „Du schaffst es! Ich glaube an Dich." Vielen Dank, Janene, Du hast so ein reines Herz und Du bist eine liebevolle Freundin; Deine emotionale Unterstützung half mir mehr, als Dir bewusst ist.

Meine weit entfernt lebende Freundin Jennifer Ledford erkundigte sich immer wieder, um festzustellen, wie es mir ging, und um Hilfe aller Art anzubieten. Wenn ich ein Bild von Jennifer malen würde, wären es nach Honig riechende, herzförmige rosa Seifenblasen, so süß ist diese Frau. Danke, Jen, für Deine aufrichtige Fürsorge und Liebe.

Der talentierte Gesundheitscoach Ted Hanik bot mir immer Hilfe und Unterstützung an, obwohl er selbst als Vater und Ehemann viel zu tun hat. Er erkundigte sich regelmäßig, wie die Dinge liefen. Danke Ted, Du bist eine Inspiration mit einem goldenen Herzen.

Mit Adrian Anderson verbinden mich gemeinsame Interessen wie der Kryptomarkt und Geldanlagen, bürgerliches Recht und Seerecht. Jedes Mal, wenn er zu Besuch kommt, bringt er mir etwas Lustiges mit, wie Wasser von einer nahen Quelle oder eine neue Technologie. Wir faulenzen einfach in der Sonne und unterhalten uns darüber, in welches Land wir gern ziehen würden. Danke, Adrian, dass Du da warst, wann immer ich reden musste. Allein das Wissen, dass diese Möglichkeit für mich bestand, genügte schon.

Ich hätte dieses Buch nicht schreiben können ohne meine hilfreichen Mitarbeiterinnen Jennifer und Debra, ein unverzichtbares Team, um Yummy Mummy Emporium & Apothecary reibungslos am Laufen zu halten, mich zu ermuntern und dafür, ein starker und kollegialer Frauenstamm zu sein!

Ein großes Dankeschön an meinen Verlag Ulysses Press. Als sie mit diesem Projekt auf mich zukamen, wusste ich sofort, dass das die richtigen Leute für eine Zusammenarbeit waren, weil sie hervorragende Autoren und wichtiges Wissen in Werken unterstützen. Danke, dass Sie mit diesem Buch das Vertrauen in mich hatten; danke für Ihre Flexibilität mit den Abgabeterminen, meine künstlerische und intuitive Seite brauchen immer mehr Flow und Leichtigkeit im Prozess.

Und danke an Sie, liebe Leserinnen und Leser, dass Sie überhaupt ein solches Buch in die Hand nehmen und mit dem Gedanken spielen, es zu lesen. Ob Sie selbst oder einer Ihrer Familienangehörigen oder Freunde ein Gesundheitsproblem haben, ob Sie in einem Heilberuf tätig sind und mehr darüber erfahren wollen, wie Sie Ihren Patienten helfen können, oder ob Sie einfach neugierig auf DMSO sind, ich bin Ihnen dankbar, denn dieses Wissen kann Leben retten und je mehr Sie wissen, desto besser kann es helfen.

Über die Autorin

Amandha Dawn Vollmer hat einen Bachelor of Science in landwirtschaftlicher Biotechnologie von der University of Lethbridge (2000) in Alberta, Kanada. Vom Canadian College of Naturopathic Medicine in Toronto hat sie ein Diplom zum Doctor of Naturopathic Medicine (2008).

Außerdem hat sie Vorkenntnisse als Labortechnikerin im Tierlabor, zertifiziert von der University of Alberta. Zudem machte sie Ausbildungen in Angewandter Kinesiologie, Infusionstherapie und Reiki. Die meiste Zeit ihres Lebens interessiert sie sich dafür, sich um die Gesundheit und das Wohlbefinden von Tieren, Menschen und unserer Erde zu kümmern. Ihre Liebe zur Pflanzenheilkunde leitete ihr Selbststudium zu diesem Thema ein, und zwar schon viele Jahre, bevor sie darin ihre formale medizinische Ausbildung absolvierte. Auf zahlreichen Reisen nach Indien und über Fernunterricht am British Institute of Homeopathy studiert sie Homöopathie.

Von DMSO hörte sie erstmals in ihrer naturheilkundlichen Ausbildung, doch ihre eingehende Recherche begann erst 2017, als sie die intensive körperliche Wirkung der Anwendung an sich selbst spürte. Das wurde ein Schwerpunkt und eine Leidenschaft, ähnlich einem Promotionsprojekt – sie las jedes Buch, jeden Artikel und jeden Aufsatz zu dem Thema.

Amandha Vollmer lernt nicht nur begeistert, sie hat auch eine Gabe, natürliche Arzneimittel und natürliche Körperpflegeprodukte zu entwickeln und herzustellen. Sie ist Unternehmerin und gründete 2012 nach der Geburt ihrer Tochter Yummy Mummy Emporium & Apothecary. Sie sammelt Wildpflanzen, entwickelt DMSO-haltige Rezepturen und stellt gern Lotionen, medizinische Salben und handwerkliche Seife her. Sie lebt in Ontario, Kanada. Ihre Website ist: *https://yumnaturals.com*

Stichwortverzeichnis